女中醫教你

艾灸養顏

讓你靚一世的私房美容保健手冊

呂新會 編著

萬里機構．得利書局

序

艾灸，讓你越灸越美

非常高興本書定名為《一灸就美》（繁體版書名為《女中醫教你艾灸養顏》），這也是我一直以來的心願，就是通過中醫古老的艾灸讓天下女性「一灸就美」。

這樣的想法源於很久以前，在臨床上給面癱病人做面部溫針灸，逐漸發現被針灸的面部隨着疾病的好轉，氣色越來越好，細小皺紋消失，臉上的斑點逐步淡化。於是和當時的臨床老師忽萌想法：針灸去皺、針灸美容、針灸減肥。

為了實現這一「偉大理想」，為了有更安全更可靠的方法讓大家美起來，那一定要身先士卒，先把自己變美。當時說幹就幹，就在自己的臉上和身上尋找有效的去皺、美容、減肥穴位；為了體會針刺穴位的感覺，臉上經常青一塊紫一塊；到現在真的不知道在自己臉上紮了多少針。

一個人如果體內濕氣重就會出現疲倦、乏力、體重等脾肺虛弱症狀，而艾灸恰恰祛濕、開郁、補陽效果最好。但是艾灸療法不僅僅是點上火就熏這麼簡單，恰巧我自身就是體內濕氣較重，於是就先在自己身上體會哪個穴位適合懸灸，懸灸時距離穴位遠一點還是近一點，什麼情況下使用雀啄灸等；比如說雀啄灸對腹部脹滿、大便黏膩就非常好用。女性因為心思細膩或者偏嗜甜品的原因，便秘便黏的偏多；一位寒濕偏重的失眠多年的患者用雀啄灸天樞穴、三里穴、湧泉穴，僅僅灸了40分鐘，當晚就睡的非常香，患者第二天早晨自己都說，好多年

都沒有睡這麼香了。

很多人都說中醫治療疾病是慢工夫，其實中醫能救急的；一位偏頭痛病人是被家人攙扶着進來的，面部糾結着痛苦的表情；當針灸頭部 5 分鐘後，面部緊張糾結的表情慢慢放鬆了，問診後，用艾灸懸灸中脘穴 10 分鐘，她笑着說舒服極了。當病人起床後，我發現病人五官長得很精緻，只是剛剛進來時被疼痛折磨的很難看。

自從有了自己的艾灸工作室，讓天下女性「一灸就美」的勁頭就更加如魚得水了；一是為了普及艾灸知識，讓大家「防患於未然」；不僅講解艾灸知識，還教給她們在家裏怎樣艾灸。很多女性在艾灸工作室不僅有了艾灸知識，性格脾氣都發生很大變化，她們從自身身體的變化，感受了「艾」的博大寬容。

在現代，有更多的女孩子，由於工作緊張，追求完美，年紀輕輕就氣血俱虛，通過艾灸調理，疏通了經脈，恢復了年輕人的朝氣；因為「艾」的薰陶，不僅知道要愛護身體，更是明白了學會艾灸，給父母更多的「艾」。

給自己的書寫序言，有很多很多話想說，其實醫生不僅僅是一種職業，更是健康美麗神聖的捍衛者。作為艾灸療法普及者，細心、專心、靜心、愛心 —— 這四個「心」是我的行為準則。

讓每一位愛美女性美起來，是我一輩子要做的事，竭盡全力讓大家美起來是我的真心話。

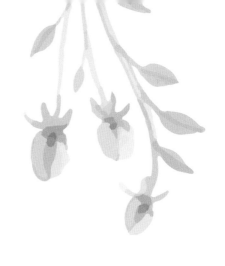

目錄

第三章　艾灸，還你靚麗身材

第四章　艾灸，女性日常保健法

第五章　艾灸，善治常見病

第六章　艾灸，巧治婦科疾病

第一章

艾灸

女人最需要的保健養生法

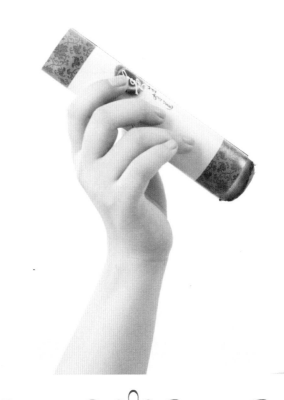

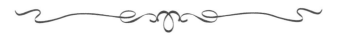

艾草為純陽性，可以迅速補充人體
內的陽氣，使之氣血充足，從內至外
地散發出活力與魅力。

將艾草點燃在身體上熏熏烤烤，就是
艾灸，用艾灸來保養身體，調理身體
就是艾灸療法。

艾灸

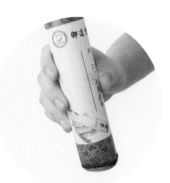

你對女人有多好？

小的時候，經常看到大人們上山採艾草回來，把艾草都編成一捆一捆的，有的掛在高處點燃，用來驅蚊蟲；還有就是把艾草放在鍋裏煮開，很遠都能聞到清新的香氣；孩子們都泡到艾葉水裏，有預防和治療痱子的功能，還能防止蚊子叮咬。

過去，生完小孩，滿月的時候，就將艾草煮水燒開，產婦就用熱氣騰騰的艾香薰蒸身體，使身體出透汗，據說是排出毒素，至今安徽一帶依然保持這樣的民俗。

艾草為純陽性，可以迅速補充人體內的陽氣，使之氣血充足，從內至外地散發出活力與魅力。

將艾草點燃在身體上薰薰烤烤，就是艾灸，用艾灸來保養身體，調理身體就是艾灸療法。一般用於針灸術的「灸」。所謂針灸其實分成兩個部分。「針」就是拿針刺穴位，而「灸」就是拿艾草點燃之後去薰、燙穴位。穴位受熱固然有刺激，但並不是任何紙或草點燃了都能作為「灸」使用。艾草的芳香氣味發揮了一定的作用。

艾草又被稱為「女人草」，因為女性屬陰，寒邪濕邪容易侵犯女性，女性常因身體寒濕偏重出現小腹寒痛、子宮寒冷、久不受孕、痛經、月經過多、崩漏、失眠、面部黃褐斑等諸多女性問題。

女性痛經，我們會幫助她先疏通經脈，再溫暖穴位；

女性失眠，我們讓她艾葉泡腳，再熏烤穴位；

女性最關注面部，長斑了，我們會幫助找出原因，用艾火就走面部黃氣；

女性更關注體型，我們會用艾火幫助她驅除身體的寒氣，補充陽氣。

明代李時珍《本草綱目》記載：「艾以葉入藥，性溫、味苦、無毒、純陽之性、通十二經、理氣血、逐濕寒……」經常用艾灸在身體上熏熏烤烤，就能讓周身氣血通暢，達到女人由內向外的美。

艾灸如今被很多養生機構紛紛引入，「艾」不僅應用在養生保健領域，更因為艾草是女人草，而被美容機構搶先應用。艾灸美容已經成為現代的流行風潮，「最近艾灸了嗎？」也已成為現在人們的時尚用語。人們不僅對艾灸嚮往，更對艾草的芳香氣味情有獨鍾。這是因為，「艾」不僅能溫暖人們的身體，其艾香更能沁人心脾，有健康，就有美麗。

據不完全統計，艾灸可以調理二百多種疾病。特別是當前西醫都深感棘手的「亞健康」，用艾灸的方法則可幫助更多亞健康人士。「艾」讓「痛經」者，免除了痛苦；四季用「艾」養生，提高了人的免疫力，讓經常感冒者，不再流涕；氣血調理讓女性遠離鬱悶，調理好經、帶、胎、產，感到做女人真好；「艾」讓女性恢復其紅潤、光滑、細膩的肌膚，對未來的生活更充滿自信。

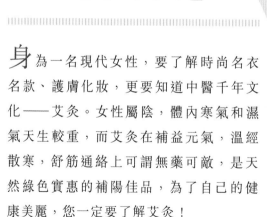

女人屬陰

一生要「艾」

身為一名現代女性，要了解時尚名衣名款、護膚化妝，更要知道中醫千年文化──艾灸。女性屬陰，體內寒氣和濕氣天生較重，而艾灸在補益元氣，溫經散寒，舒筋通絡上可謂無藥可敵，是天然綠色實惠的補陽佳品，為了自己的健康美麗，您一定要了解艾灸！

《黃帝內經》曰，「女子五七，陽明脈衰，面始焦，髮始墮」。

陽明脈，指的是足陽明胃經和手陽明大腸經。

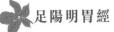

足陽明胃經

起於鼻翼兩側（迎香）上行到鼻根部與足太陽經交會，向下沿鼻外側進入上齒齦內，回出環繞口唇，向下交會於頦唇溝承漿處，再向後沿口腮後下方，出於下頷大迎穴沿下頷角頰車穴，上行耳前，經上關，沿髮際，到達前額。

手陽明大腸經

自食指橈側上行，沿前臂的橈側、上臂前外側上行，到達肩部，支脈走向頸部通過面部，進入下齒齦，最後止於鼻孔兩旁迎香穴。

足陽明胃經屬胃，中醫認為：胃氣者，穀氣也，榮氣也；有胃氣則面色榮潤；

手陽明大腸經屬大腸，大腸傳導糟粕，排泄大便；以通降下行為重要特性。

「陽明脈衰」就是指這兩個臟腑的功能出現了衰退。如果女人過了35歲，把自己的胃和大腸的功能調養的得非常好，那她就不會出現衰老。所以，女人做調養，光在皮膚表面做文章就有點膚淺了。所謂「有諸內必形諸於外」，關鍵還是要去調內在。

你的胃腸功能調理得好，你的臉色就好看。這種好看表現出來的不是那種性感的好看，而是呈現出一種健康的美。

女性屬陰，又愛吃冷飲，導致多數女人脾胃功能不好。

脾胃為後天之本，氣血生化之源。簡單的說，脾胃功能好，就能消磨我們一日三餐吃進來的食物，化生我們生命運轉中所需要的氣血。

艾草純陽之性，驅寒邪，通經絡。艾草不過是路邊的野草，但是與火結合，就成了艾灸，是調養百病的良方。我們的祖先發明了艾灸，為什麼不好好地利用呢？用艾驅寒補陽，用灸通脈調氣。

讓我們一起來關注一個穴位：公孫。公孫穴最早見於《黃帝內經‧靈樞‧經脈篇》，為足太陰脾經的絡穴，別走陽明，八脈交會穴之一，通於沖脈。有健脾益胃、通調沖脈、消除痞疾之功。

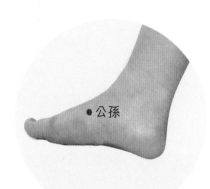

公孫

在中醫裏，公孫穴通沖脈。督、任、沖三脈皆起於胞宮，其中，沖任二脈與女子月經、生育有至關重要的聯繫，因沖脈具有含蓄十二經氣血的作用。調理公孫穴，等於是對人身上十二經的氣血進行一次全面疏導，具有行淤止痛之功。

用艾條熏灸公孫穴，每次5~10分鐘左右，能溫補脾陽。灸的時候可用雀啄灸，雀啄灸猶如小鳥啄食，皮膚感覺有點發燙，馬上拿開，然後再接熏灸。反覆進行，可以很好地保護皮膚。

公孫穴堪稱我們腳下的第一溫陽大穴，只此一個小小的穴位，平時只要我們對公孫穴多多關注，必定能養足自己的後天之本。

灸火

幫女人增加陽氣

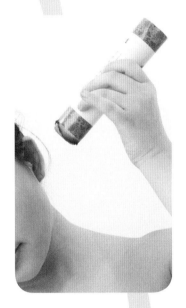

據《黃帝內經》：「陽氣者，若天與日，失其所則折壽而不彰」。意思是，一個人身體的陽氣，就如同天上的太陽，有了太陽的普照萬物都有生發之機。倘若沒有陽氣的彰顯，就如同陰霾滿佈，萬物枯亡，也就沒有了生命的存在。所以，陽氣的盛衰與人體的衰老、疾病乃至死亡有極為密切的關係，是生命的根本。

人體陽氣強壯固密，營衛調和，就可以防禦外在致病因素的侵襲，提高抗病和免疫能力。脾陽健旺，可正常運化水穀精微，營養全身，並將代謝垃圾排出體外，提高人體代謝機能。腎陽充足，則可推動整體氣血運行，滋養五臟，強壯身體。

隨着年齡的增長，陽氣便開始走下坡路了，尤以脾腎之陽氣表現更為凸顯。臨床中我們發現，很多現象其實都與陽氣的衰退有關。

 哪些症狀是陽氣不足呢？

1. 怕冷、經常手腳冰涼、腹瀉腹脹、食慾減退；

2. 無精打采、有氣無力；

3. 身體抵抗力下降、容易感冒；

4. 面色晦暗、腰膝酸軟；

5. 風邪、寒邪、濕邪瘀積形成痰濕、血瘀、結石等等。

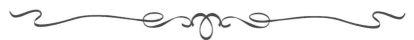

陽氣不足最直接的表現就是身體火力不足，表現為身體一派寒涼，導致身體氣血流通緩慢；補充身體陽氣，首先是要有養生觀念，形成良好的養生習慣：

1. 「虛邪賊風，避之有時」；古人教導我們隨時都要有預防疾病的觀念。

2. 「起居有常」，順四時安排好的規律起居；

3. 「食飲有節」，飲食有所節制，尤其是節制生冷食物；

4. 保持心情愉悅，避免糾結動怒。

現代女性和男性一樣奔波在職場，加班、熬夜、思考、焦慮、勞累都在損耗身體的陽氣，身體被生活的重擔、工作的壓力一點一點透支；建議職場忙碌的女性抽出時間用艾灸來補充身體的陽氣。

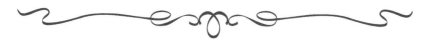 **艾灸補陽法**

方法非常簡單，買一個艾灸盒，點燃艾條，將艾灸盒綁在腰部或小腹上都可以；或者手持艾條，將點燃的一端對腳底的湧泉穴，這幾種方法都能使身體暖和起來，迅速緩解身體疲勞，溫補陽氣。

艾灸

通經絡驅寒氣

中醫經絡學告訴我們，「氣血足，百病除」。只有氣血充足，才更有利於全身經絡的通暢，有了充足的氣血和暢通的經絡，人體的臟腑才能得到很好的濡養而使功能強健。反之，當一個人氣血不足、經絡不通、臟腑功能衰弱的時候，我們身體的經絡就會出現問題。

經常有人懷疑我們身體裏面到底有沒有經絡？經絡在哪裏？經絡在我們身體裏是摸不到看不見的，但實實在在運行在我們身體裏。

有一次在課堂上，有個學生突然趴在桌子上，臉色蒼白，手腳冰涼，冷汗淋漓，我們趕緊掐人中，一會兒就緩過來了，為什麼？因為人中是穴位，是連接督脈和任脈的穴位；因此中醫經絡理論認為：「經脈者，所以決死生，處百病，調虛實，不可不通。」

在我們的身體裏，有十二經脈和奇經八脈，這些經脈不暢通都有哪些症狀呢？

經脈	經脈不暢通常見症狀
手太陰肺經	胸悶、咳嗽、氣短、感冒流涕、皮膚毛髮乾枯憔悴
手陽明大腸經	牙齦腫痛、痤瘡、便秘、眼乾口乾、咽喉腫痛
足陽明胃經	腹脹腹痛、發熱頭痛、乳房脹痛、膝關節腫痛
足太陰脾經	痛經、痛風、頭重、不思飲食、面色萎黃、肌肉下垂、子宮下垂、疲倦、水腫
手少陰心經	心痛、胸脅痛、失眠多夢、面色無華
手太陽小腸經	面部蝴蝶斑、耳聾、肩周炎、上肢麻木、腹部肥肉
足太陽膀胱經	怕冷、腰背肌肉僵硬、腰背痛、坐骨神經痛、痔瘡、夜尿多、腰膝酸軟、肢體麻木
足少陰腎經	心煩咽痛、易受驚恐、下肢無力、面黑如柴、皮膚粗糙
手厥陰心包經	心胸煩悶、口乾、失眠健忘、多夢易醒、冠心病
手少陽三焦經	耳鳴耳聾、頭痛頭暈、便秘、皮膚過敏、皺紋
足厥陰肝經	情志抑鬱、易怒、月經不調、乳腺增生、高血壓、面色晦暗
足少陽膽經	善歎息、偏頭痛、下肢外側疼痛、皮膚沒有光澤
督脈	頭痛頭重、頭暈耳鳴、嗜睡、腰脊僵硬、肢體麻木、中風
任脈	月經不調、婦科疾病、下腹冷痛、腹脹腹痛、小便不利、咽喉腫痛

《本草綱目》中記載「艾葉生則微苦太辛，熟則微辛太苦，生溫熟熱，純陽也，可以取太陽真火，可以回垂絕元陽……灸之則透諸經」。

讓我們一起用灸火通脈調氣吧：

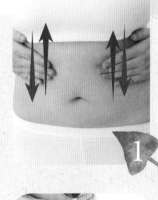

1. 首先，將雙手手掌搓熱，在身體胸脅兩側用掌根來回搓揉，疏通瘀堵的經脈；

2. 選擇心經上的神門穴，中醫認為「心主血脈」，用灸火在神門採用溫和灸法，讓艾火緩緩流向心中；

神門

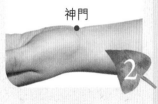

3. 選擇腳底的湧泉穴，最好先泡腳，再施灸，湧泉穴用雀啄灸法，使艾火通達心胸。

　　我們身體經脈瘀堵的重要原因就是內外寒氣，因為艾草性純陽，與灸火結合是各種寒邪的剋星。「艾」，驅寒補陽；「灸」，通脈調氣。堅持用艾灸通調身體，我們就有了小草般頑強的生命力。

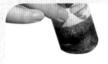

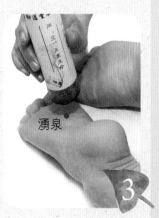

湧泉

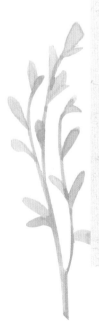

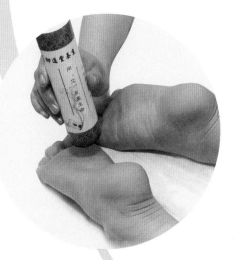

女人養血

用艾灸

化妝似乎已經成為現代女性必須掌握的技能。有人說一個女人不化妝出門，猶如裸體出門一樣讓人難堪。可是我想說，靚麗的容顏不是畫出來的，而是你自身的血養出來的。

　　血是什麼呢？大多數人可能要說，這還不簡單，不就是我們血管裏流動的紅色的液體嗎？這麼說也對，也不對。確切地說，中醫裏面血的含義，不僅僅指我們流動的血液，還包括了滋養我們身體內部器官，外部皮膚的營養精微物質。它是構成我們人體和維持我們生命活動的基本物質之一。由此可見，血不僅僅是

女中醫教你艾灸養顏

讓我們女人健康美麗的基礎，也是我們生命的基礎。所以我們就更應該來養好血。

血對於我們女人來說，一方面是濡養滋潤全身臟腑組織，血盛則形盛，血衰則形萎，血敗則形壞。它主要是說如果我們血不充足，就不足以濡養滋潤我們的臟腑。而我們的臟腑好壞可直接通過我們的面色、肌肉、皮膚、毛髮等方面反映出來。所以說不要再羨慕別人的好膚色，好頭髮。養好我們的血，相信我們的會更好。

另外一方面，血是神志活動的主要物質基礎。血液供給充足，神志活動才能正常。如果血液虧虛，也就是我們常說的血虛，而無論何種原因形成的血虛，都可出現不同程度的神志方面症狀。心血虛、肝血虛常有驚悸、失眠、多夢等不安的表現，有的還可出現煩躁、恍惚、昏迷等神志失常的改變。由此可見血液與神志活動有多麼密切關係。

養血我們該從哪裏入手呢？

首先想到的就是養肝。肝被稱為我們的五臟中的血臟，其最主要的功能就是儲存血液。當我們睡覺時，血是歸入到我們的肝中，肝將運行了一天的血液來過濾。而等我們醒來時，就將新鮮的血液注入到我們的身體內。所以說養血必先養肝。而女性的天性就是愛生氣、鬱悶，而這些情緒極易傷肝。因為肝為將軍之官，喜調達惡抑鬱。這種生氣和鬱悶的情緒就極易使肝臟瘀阻，使血無法進入肝臟，而肝臟是需要血來濡養的，如果總是這樣使肝缺血，那就如土地長時間缺水一樣，情形可想而知。所以如果想要一個好的肝臟，請學會調整我們的情緒。

情緒影響肝臟，肝又影響血，而血就是我們的生命基礎。那怎麼才能一邊控制情緒又能兼顧護理肝臟呢？

　　我推薦一個方法，就是艾灸肝經及肝經上的太沖穴。

具體操作方法：

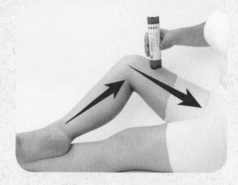

　　肝經是從腳大拇趾內側趾甲緣上，向上到腳踝，然後沿腿的裏面向上走，在腎經和脾經的中間，最後到達肋骨緣。有些人因為工作和生活壓力睡不着；有些人什麼壓力都沒有，也睡不着；有些人倒是能睡，但是經常做噩夢，搞得每天起來都無精打采或者莫名煩躁，這叫魂不守神。想要每晚都擁有一個高品質的睡眠，請堅持在臨睡前花20分鐘的時間，點燃艾條沿肝經走的線路將肝經溫暖。

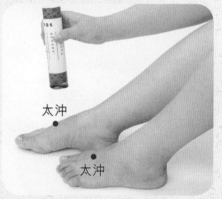

太沖

太沖

　　還有些人是脾氣大，火氣特旺，這時用手指點按肝經上的太沖穴，就會有那種明顯的酸脹感。想要消消火兒，就將點燃的艾條靠近肝經的太沖穴，幾分鐘後人就有心平氣和的感覺了。

　　艾為純陽之火，而血為陰，如此作用，正好陰陽協調。最終使溫暖的血液流動到我們的全身，濡養我們。讓我們做一個無妝的靚麗女性。

艾灸

溫暖女人的身體

宇宙有太陽和月亮，地球上有天和地，一天有晝和夜，而我們人也分男和女。世界一切萬事萬物皆分陰陽，而陰陽又互通結合，從而化生萬事萬物。而任何一方的不協調，都會使陰陽失衡，而導致問題的出現。

由此觀點，中醫認為，當我們身體健康出現問題時，也就是我們身體內部的失衡，也就是我們身體內部的陰陽不協調。

怎麼使我們女人的陰陽協調呢？首先，我們就要先了解我們自己。

女人是指雌性人類，與雄性人類也就是男性成對比。女人以其含蓄、柔美、溫良、母愛的性格特徵表達出其特有的生命內涵。古代社會思想家把女人比喻成土地，是指能夠成就萬物生長的根源，與天的陽剛氣質相輝映。而土地如果想豐厚肥沃，就需要陽光的照射和雨水的滋潤。換言之，女性如果想要健康又要美麗，就要有足夠的陽氣和陰精。

但是現代的生活，讓我們女性既要面對工作的壓力又要面對生活的繁瑣，幾乎無暇照顧自身。想想你有多久沒有曬過太陽了？你又有幾次能在10點前入睡？正常的作息被打亂，但是繁重的生活讓我們的心情卻越來越糟糕，身體和心理都得不到一次喘息的機會。於是，我們感覺到生活的不公平，感覺到自身的委屈，心裏的陰暗由此產生，並且在日復一日下越來越大。而現代工業的發達，使氣候越來越不正常，再加上冷氣冰箱的出現，也讓我們的身體對大自然的冷暖感知越來越麻木。因為麻木了，所以不再因為冷暖而穿衣吃飯，而是更多的為了美麗和口感。所以外界的寒涼也順勢進入了我們的體內。內有內寒，外有外寒。而在最佳的排寒夏季，我們都躲在涼快的冷氣屋子了，從而使體內的寒邪也躲避在了我們的體內。早在幾千年前我們的老祖宗就說過：「寒生百病。」也由此得出為什麼我們女性，現在有這麼多的痛經、月經不調、宮寒、不孕、乳腺增生、婦科炎症、早衰、更年期以及各種皮膚長痘、長斑的問題。

　　要解決這些問題，首先就是要排寒，溫暖我們的身體。

　　艾灸就是溫暖我們女性身體最好的方法。艾灸，是用從艾葉中提取的艾絨製成的艾條，將艾條的一端點燃，循我們身體經絡，靠近穴位，進行熏烤的一種調理身體的方法。而艾葉是一種向陽植物，吸收了大量太陽的純陽之氣，所以艾火又被稱為「純陽之火」和「太陽之火」。艾灸就是將艾的藥效通過火的熱力滲透到身體裏來補充我們的陽氣。陽氣是我們身體的能量，陽氣充足了身心才會健康。所以讓我們用大自然生成的「植物太陽」來溫暖我們傷痕纍纍的身體和心靈。讓我們的身心都溫暖起來，讓這太陽照耀進我們的身心，把所有的陰暗、所有的寒涼和所有的病痛都統統帶走。

用艾灸溫暖身體的方法：

1. 俯臥位，裸露督脈和膀胱經，將點燃艾條的一端靠近大椎穴，採用循經灸，從大椎穴到尾骨往返灸，至皮膚表面潮紅為止。

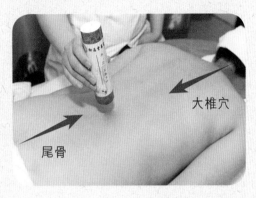

大椎穴

尾骨

2. 循環往復艾條灸脊柱兩側膀胱經。

3. 在命門、腎俞穴部位用一遠一近的雀啄灸，使熱力透達，並使灸火通竄。

自我艾灸的方法：

1. 將艾條點燃，靠近小腹部關元穴溫和灸，以感覺緩緩溫熱不燙為宜。

2. 艾條溫暖雙足，將點燃艾條一端靠近雙腳湧泉穴，雀啄灸法使灸火透達。

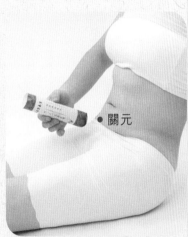

●關元

3. 在命門、腎俞穴部位用一遠一近的雀啄灸，使熱力透達，並使灸火通竄。

注意 灸後注意保暖，女性尤以腳部保暖為重點，盡量不穿裸露後腳跟的鞋子，每日一次，10次為一個療程。

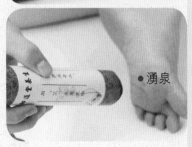

●湧泉

禁忌 忌煙、酒以及酸辣等刺激性食物，避免過度疲勞。

第二章

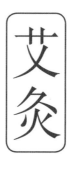

艾灸

讓女人更美麗

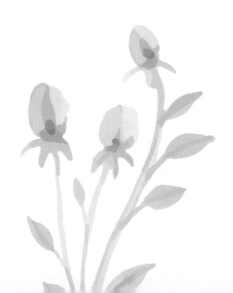

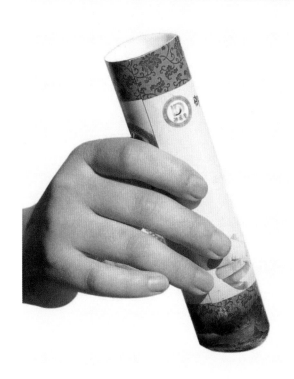

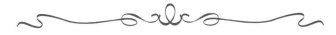

艾草是純陽之體，歷代醫家對艾草都有很高的評價，點燃艾草，對人體的經絡和穴位補充人體正氣，就如同天上的太陽照耀在我們的身上，直接驅散我們身體的寒氣和陰霾，當我們身體的寒氣和陰霾漸漸少了，痹阻的經脈通過艾灸的刺激漸漸通暢了，就如同春天大地回暖一樣。

艾灸

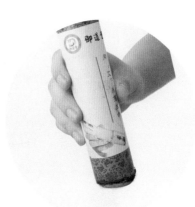

您的高級美容師

艾灸，是最有效、最自然的美容養顏方式，正一步步走進每個現代女性的心裏。艾灸養顏是通過將艾草製成的艾條與艾炷的一端點燃後對人體穴位施灸，幫助人體全面溫通經絡、溫補元氣、調和氣血、潤澤面色，散發出健康的神采。同此又改善了臟腑的功能，達到由內養外的中醫養生、養顏的目的。通過專業人員對你的身體和面部進行分析，根據你身體的狀況做出調理方案，再配合使用適合你的護膚品，你一定會周身氣血通暢、面色紅潤、神采奕奕。

第一次在養生館見到李女士的時候，感覺她有50歲左右的樣子，實際上她只有46歲，有的小孩見了她都開始叫她婆婆了，這使她很尷尬。這是為什麼呢？原來李女士從年輕開始，脾氣就火爆，再加上平時吃飯又狼吞虎嚥，久而久之，臉色暗黃、皮膚下垂就都找上她了。

我看了看李女士的臉，皮膚暗黃、有斑，還有明顯的眼袋，其口角兩側的肌肉都垂下來了。

下面是我幫助李女士進行艾灸按摩的穴位：

1. 曲池

　　該穴位在彎肘時，把手按在胸上，肘外側橫紋凹陷下去的地方就是。曲池是陽經上陰氣聚集的一個「池了」，即能行氣，又能養陰。經常艾灸此穴位可以養血、活血，治療因血虛、血瘀所引起的疾病，如月經不調、痛經、失眠、手腳麻木等。

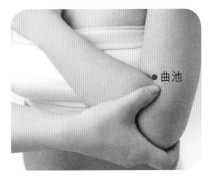

曲池

　　灸法：艾條灸和艾炷灸

　　艾條灸（艾條就是用艾絨製作的艾卷），將艾條的一端點燃對照曲池穴位，施行懸灸10到15分鐘，懸灸就是手持艾條，懸於空中，離開皮膚一定距離施灸。

　　艾炷灸（艾炷就是將艾絨捏成錐形艾團或如同蠶豆大的艾團），每燃盡一個艾炷，稱為一壯。

2. 三陰交

　　該穴位在足內踝尖上方3寸處，你可以將自己的手指併攏放在足內踝上，小指貼在內踝尖上，食指貼近脛骨的位置就是。三

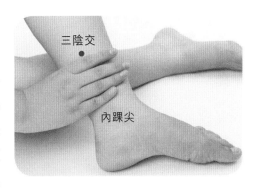

三陰交

內踝尖

陰交顧名思義就是三條陰經交會的穴位，即肝經、腎經與脾經的交會處。經常按摩、艾灸此穴位，能夠起到調節肝、脾、腎三臟的效果。

　　灸法：艾條灸15～30分鐘，艾炷灸7～15壯。

3. 內關

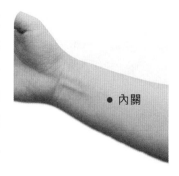

仰掌，在腕橫紋上2寸，正中就是。該穴位是心包經上的要穴。關，就是關聯的意思，「內關」就是和體內的一切都息息相關的意思。它與任脈相通，又關乎內臟、血脈之聯絡，因此艾灸該穴位有養心、養血的功效。

灸法：艾條溫和灸10～20分鐘。

溫和灸：將艾條的一端點燃對內關穴，距離大約2～3厘米，使內關穴局部有溫熱感而無灼痛。灸至皮膚稍起紅暈為度。溫和灸是目前應用最為廣泛的灸法之一，有溫經通絡、散寒祛邪、活血化瘀、軟堅散結等功效。

艾柱灸5～10壯。

艾灸內關與三陰交，是調養女性疾病的好方法。

4. 中脘

該穴位於臍上四寸處。是強壯身體的要穴，具有健脾益胃、培補後天的作用。

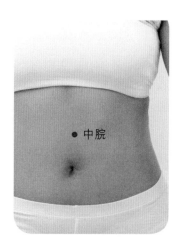

灸法：點燃艾條，對中脘穴位採用雀啄灸大約15～30分鐘。雀啄灸就是將點燃的艾條一端，對中脘穴，像鳥雀啄食一樣做一遠一近的上下移動，使艾條的火力透達病灶。

艾柱灸5～7壯。

5. 湧泉穴

腳趾捲屈時，前腳掌中心凹陷處就是湧泉穴。此穴有補腎壯陽、養心安神的作用。常灸此穴，可健身強心，有延年益壽之功效。

灸法：採用艾條灸。點燃艾條的一端，用懸灸法，艾灸15~30分鐘。

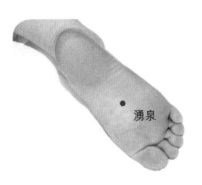

湧泉

6. 血海穴

該穴位在膝蓋內側上方，你可以用自己的手掌握住膝蓋，大拇指所點按的地方就是血海穴。經常艾灸該穴位可以養血、活血，改善因血虛、血瘀所引起的疾病，如月經不調、痛經、失眠、手腳麻木等。

灸法：艾條灸（懸灸）15~30分鐘。艾炷灸7~15壯。曲池配血海，是一切婦科病的剋星穴。

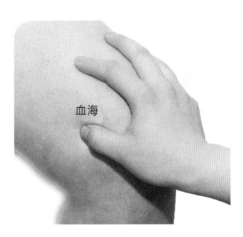

血海

在給李女士進行艾灸、按摩時，我告訴她：女人是靠血養的，但每個月都因為月事而流失大量氣血，而且女性愛生氣、脾氣急躁、吃飯狼吞虎嚥，這些都很容易消耗女性的氣血。所以，女性只有氣血平和、經脈暢通，才能使身上的血永遠保持新鮮；否則，各種疾病，尤其是婦科病就會出現，那麼面部美容也就無從談起了。

影響女人健康、美麗的還有一個重要因素，即內分泌。女人是敏感的，尤其是在現代生活中，冷熱無常、情緒波動、工作和家庭的雙重壓力，都會影響女性的內分泌。內分泌不平衡，不僅會引起乳腺增生和子宮肌瘤、骨質疏鬆、高血脂等疾病，更會使其面部發黃、晦暗，產生黃褐斑等，內分泌失調是各種女性問題的罪魁禍首。

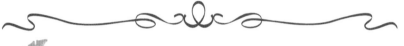

按摩耳朵上的內分泌點

　　耳朵上的內分泌點，在耳甲腔底部，屏間切跡內；耳垂上還有面頰區。若發現內分泌失調等上述症狀，可每天早晚用拇指和食指對捏內分泌點、面頰區，輕柔按摩。

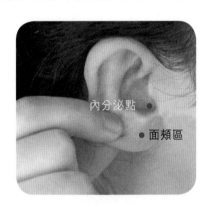

內分泌點

面頰區

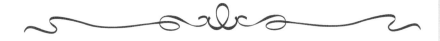

小貼士
艾灸時應該注意以下幾點方面：

1. 艾灸火力先小後大，艾量先少後多，程度先輕後重。

2. 在頭面、胸部、四肢末端皮薄而多筋骨處艾灸時，灸量宜少；在腰腹部、肩及兩股等皮厚而肌肉豐滿處艾灸時，灸量可大一些。

3. 體質強壯者，灸量可大；久病、體質虛弱、老人、小兒，灸量宜小。

4. 出現暈灸時，須立即停灸，要將頭部放低，平臥，注意保暖。輕者休息片刻或喝點溫開水即可；重者掐按人中、內關、足三里即可。

5. 精神緊張、大汗、勞累或饑餓時不宜灸，妊娠期婦女腰骶部和腹部不宜灸。

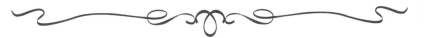

迴旋灸

讓女人美麗一生

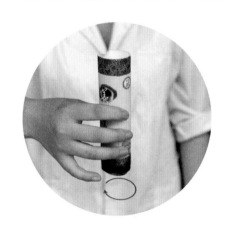

不管處於哪個年齡段，女人們都渴望擁有美麗的容顏與健康的身體，那麼用什麼方法來實現女人追求一生的目標呢？我們可以用迴旋灸來調理女性的健康、美麗。

什麼是迴旋灸？就是將點燃的艾條懸於施灸部位上方2~3厘米處，左右移動，往返迴旋。那麼迴旋灸對女人究竟有什麼好處呢？

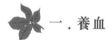 一. 養血

養血，女人要想美麗一生，第一件事就是養血，中醫認為，肝藏血，女人以肝為先天，以血為用，女人的一生要經歷月經、胎孕、產育和哺乳等生理特點，還因為女人

心思細膩，愛小心眼、愛掉眼淚，所有這些都相對的使女人處在血分不足的狀態；因此女性養顏要重視養血，血足才能面色紅潤，月經正常，精神旺盛。如果不善於養血，就會出現面色萎黃，唇甲蒼白，神疲乏力，月經不調；嚴重貧血的還容易出現法令紋，頭髮花白，更年期提前的早衰狀況。

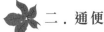

二．通便

通便，唐代偉大的醫學家孫思邈在《千金要方》中記載，「便難之人，其面多晦」。雖說便難不是什麼大病，但是便難、便秘會增加體內毒素，我們經常看到很多女性面色蒼白、晦暗，甚至黃褐斑、痘痘都和大便不通暢有直接的關係。

在每個人身體裏，都有一條不同尋常的經脈，中醫稱為「帶脈」，它橫繞腰部，繞身一圈。中醫認為，它與女性的經、孕、產、哺等階段關係密切，即為掌管女子婦科系統的重要經絡。由於帶脈所處的位置在解剖學上正是人體升結腸、橫結腸、降結腸、乙狀結腸的位置，所以它還可以潤腸通便。

帶脈的起點是章門穴，它是位於肝經上的穴位，也就是說因為這個穴位帶脈和肝經關係密切了。帶脈通暢了，肝經的氣血循行就會上達於面部，其面部皮膚就會紅潤細膩有光澤。

在我講課時，有個女學員自訴每星期大便次數只有一次。果然，其面部晦暗，並有嚴重的法令紋，而且睡覺時多夢易醒，雖然只有37歲，卻顯得很蒼老。

我告訴她，可以嘗試回家自己做艾灸：

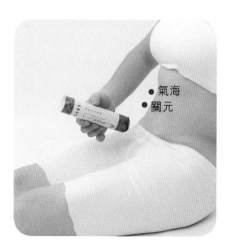

將艾條點燃，懸於氣海穴、關元穴上。圍繞小腹，在這兩個穴位上迴旋移動，溫暖小腹。此時，你要專注，不要看電視、聽音樂，你會感到灸火的熱度就像燒熱了的鐵絲圍繞整個腰部，從前面到後面都是熱的，如果出現這種熱感，就代表帶脈通暢了。

這個學員很認真的聽我講完，並記錄下來，準備回家好好調理一下。我也希望她在家裏，在安靜的環境下用艾灸進行溫和調理，儘快恢復青春活力。

總之，養血、通便是女性護膚必須遵守的基本原則。否則，即使花費萬金購買高級化妝品，也難葆青春和亮麗的容顏。

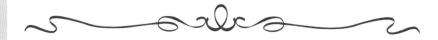

 美容小貼士
玫瑰花紅棗參茶

紅棗3枚，乾玫瑰花4~6枚，西洋參5片，將這些原料一起放入開水，浸泡5分鐘，代茶飲用。

紅棗性溫味甘、補中益氣、養血安神、健脾胃等；玫瑰花利氣、行血、消除色斑；西洋參補氣、養陰、清熱生津，三者配合可使氣血通暢，肌膚細膩、紅潤。

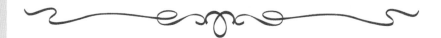

臉部皮膚

乾燥，要灸太淵

很多女人在洗完臉或沐浴後，感覺皮膚都是緊繃繃、乾巴巴的，尤其是進入秋天後越發明顯了。最讓人惱火的是面部皮膚乾燥，甚至還出現了脫皮現象。當出現這些問題時，你就要潤肺。

肺在我們身體的五臟中，位置最高，它通過口鼻與外界相通，最容易感受外界的風寒暑濕燥火，因此被稱為「嬌臟」。

中醫認為，肺主氣，主一身之氣；肺氣足的人能把脾胃化緣的水穀精微布散到身體各個部分，就能保證皮膚紅潤和毛髮的光澤，反之，肺氣不足，水穀營養不能順利到達各個組織器官，各個臟腑的功能就會減弱，

還因為肺的外延部分是皮毛，所以在秋季，乾燥的空氣從毛孔侵入肺部，造成皮膚缺水的狀態，皮膚乾燥。外用的保濕補水品只用在皮膚表面，是不夠的，必須調整內在的補水系統，只有皮膚的水份充足，才會悠然度過整個漫長乾燥的秋冬季。

老中醫經常告誡，女人注意防寒保暖，尤其是不能穿露臍裝、露背裝。這樣寒邪太盛，會侵襲脾胃、損傷陽氣，甚至會出現嘔吐，腹痛、腹瀉，面色蒼白、無光澤的現象。那些時髦、愛美的女孩很難接受這種說法，她們認為，那麼多日本、韓國的女孩穿的比她們還單薄呢！

　　大家都看過韓劇，知道韓國是採用地熱取暖的，當她們回到家席地而坐的時候，直接就能感受到熱氣，將體內的寒氣驅散；而在日本，那些看似「美麗凍人」的女孩，其實從小就會享受養生灸——敷臍療法，就是在肚臍上貼個小膏藥。在中國，這種療法源遠流長，是國粹，但卻極少有人知道它的功效。

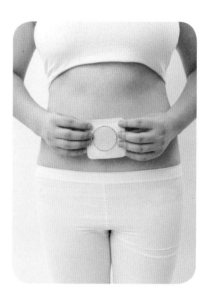

　　美麗也好，健康也罷，前期的保養儲備比臨時抱佛腳可要安全可靠得多。

　　那麼怎樣做好前期的保養儲備呢？我們可以通過按摩太淵穴，它位於手太陰肺經上，是肺經的「原穴」，所以也可以理解為「源穴」。「太」的意思是大到了極致，「淵」則是指深淵，所乙太淵位置深陷，它會把所經此穴的水液散化為涼性的水濕，使人體氣血旺盛，所以，用此穴來補益肺氣、潤肺養顏最好不過了。

　　手太陰肺經與手陽明大腸經相表裏，艾灸太淵的時候可配合大腸經的合谷穴，這樣不僅能促進肺經內經氣的正常運行，還能促使人體產生抵禦外邪的氣血。

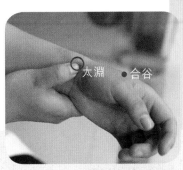
太淵 ● 合谷

1. 用拇指按摩刺激太淵、合谷穴 5
   分鐘，驅除外邪。

2. 將艾條的一端點燃後對準這兩個
   穴位懸灸 5~10 分鐘。

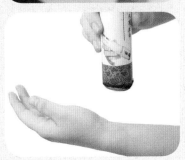

3. 艾灸後，可將驅寒的藥貼貼在肚
   臍穴上。

4. 每天早晚敲打肺經，增強肺經的
   活力。

5. 每天按揉尺澤穴、曲池穴、太
   淵、合谷疏通肺經。這樣肺臟就
   會帶給我們水嫩潤澤的肌膚。

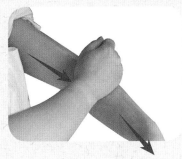

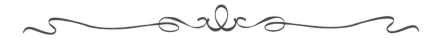

 美容小貼士
銀耳羹

　　銀耳 10 克、枸杞 20 克、粟米 300 克、花生 60 克做成
羹。銀耳養陰清熱潤燥、枸杞潤肺生津、粟米健脾除濕、
花生潤肺化痰，四者相結合，就可以「滋陰潤燥」，養肺
補水保濕。

溫和灸

讓您面部紅潤光澤

現代女性常常為自己面色無華、暗啞，肌膚粗糙、斑點密佈而發愁，她們常常會尋找拯救面部皮膚的良方。於是有些女人走進了美容院；有些女人則自己在家中使用各種美白嫩膚產品，包括內服與外用的……不管採用什麼方法，她們都是希望自己擁有美麗的容顏，但是在嘗試過各種美容方法後，也不得不面對身體內部出現的諸多問題。

中醫認為，頭為諸陽之會；就是說頭部是我們人體裏十二經脈手的三陽經和足的三陽經匯集的地方，也是陽氣最旺盛的地方。既然頭部是陽氣最旺盛的地方，那我們臉上的氣色所呈現的應該是紅黃隱隱，明潤光澤。但事與願違，我們因為各種各樣的原因慢慢消耗我們人

體陽氣，我們臉上的氣色最能反映臟腑功能的盛衰。

這就是中醫的「望」，並將其稱為「望而知之謂之神」。

如果我們每天早晨起來後，看看臉，發現臉是暗啞的、晦暗的，或是在打了一夜麻將後，臉色是青黑色的。這主要是因為缺血，營養都讓「腦子」用了，心臟沒有供給能力，所以，心事多，「操心多」的人，腦子裏整天裝的都是「心事」。由於心臟長期處於超負荷的狀態，所以經常想事的人，會「眉頭緊鎖」，鎖來鎖去，面部的顏色就不正常了。

因此養顏要先補心。

心主血脈，其華在面。而面部又是血脈最為豐富的部位，心臟功能的盛衰都可以在面部色澤上表現出來。心氣旺盛、心血充盈時，面部紅潤光澤；心氣不足、心血虧少，面部供血不足時，由於皮膚得不到滋養，所以其面色就會蒼白、晦暗或萎黃無華。

所以我們平時要注意保養心臟，讓心經的陽氣跳躍起來。在這裏給大家介紹兩種日常護膚保養式——刮痧療法和溫和灸。

刮痧療法：是中醫自然療法之一，用器具（牛角、玉石、火罐）等在皮膚相關部位刮拭，以達到疏通經絡、活血化瘀的目的。

溫和灸：將艾條一端點燃，讓這一端靠近皮膚穴位，使其能夠迅速溫熱起來。然後將艾條慢慢上提，距皮膚3~4厘米處，保持不動。艾灸時，溫熱感會使皮膚發紅卻不灼痛，而且身體局部、遠端還有酸、麻等舒服的感覺。

具體流程如下：

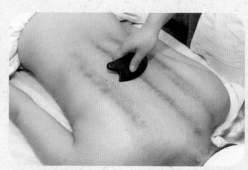

1. 從頸椎到胸椎用砭石刮痧板「刮痧」，如果在腋下、肺心區出現痧斑，並有明顯的痛感，說明氣血雙虧，明顯的心臟動力不足。

2. 在後背肺心區，肺俞、心俞、膈俞做溫和灸，大約30分鐘，灸後馬上就會感覺肺心區舒暢很多。

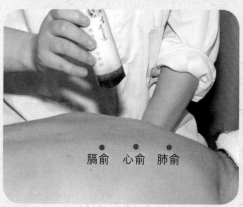

3. 在前胸肺心區，膻中、雲門、中府、曲澤、內關等穴位刮痧10分鐘。如果痧斑發黑，那麼就在膻中穴加貼藥貼，並在膻中做溫和灸10分鐘。

膈俞　心俞　肺俞

4. 只要點按左臂的小海與神門兩個穴位，就可以達到開胸舒暢的目的。

　　點按小海，可使心氣通過小腸進入手少陰心經，再通過橫膈進入心臟；點按神門，補充的心氣進入心臟，心有所養，故胸前開闊。這就是我們所說的開胸舒暢法。堅持一段時間，您的心臟就會充滿活力，面部紅潤光澤！

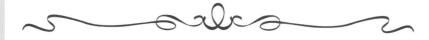

 美容小貼士
　　自製「養心茶」

　　田七花、茉莉花、百合花，三者等份，每天像喝茶水一樣喝。田七花降血壓、降血糖、降血脂；茉莉花理氣和中、辟穢解毒；百合花潤肺、清火、安神。

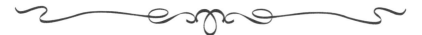

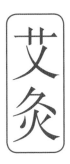

溫暖六腑，讓你面若桃花

據《黃帝內經》：「女子六七，三陽脈衰於上，面皆焦，髮始白。」

當女子五七「陽明脈衰於上」的時候，人的胃和大腸就開始衰弱了。而到了六七四十二歲的時候，女人所有六腑的功能就都開始走向衰退，這就不僅僅只是足陽明胃和手陽明大腸的事情了，還包括手太陽小腸和足太陽膀胱，再加上足少陽膽和手少陽三焦。這三陽脈都衰退時，表現在女性面部的情況就是發黑、發黃。所以這個年齡的女性一定要照顧好自己的消化和吸收功能，也就是六腑的功能。

我們經常說「消化」，其實「消」和「化」兩者是完全不一樣的。

《靈樞・經脈》：「其有餘於胃，則消穀善饑。」說的是胃對食物的消解功能。「化」的意思就是轉化、質的變化，新的物質的化生。消化，通俗地說，就是我們吃大塊肉的時候，

要經過我們的口腔咀嚼、胃的研磨，形成乳糜，這就是消
的過程。

當食物經過胃的研磨、消解、攪拌以後，被送到了小
腸。小腸是「受盛之官，化物出焉」，就是說食物在小腸這
個容器裏面完成了一個質的飛躍和轉化，這個轉化是要求
溫度的，如果小腸溫度低，吃的食物就不化，人體「化」的
功能就完成不了。女性「面皆焦」，臉上就是黑的、黃的，
就是因為胃腸的溫度太低了。為什麼古代的女性都穿肚兜，
肚兜的作用就是用來保護自己的身體的，尤其是保護腹部
這個地方，讓它暖和一點。

女性本身屬「陰」，所以就更應該照顧好六腑，讓胃熱
乎點，讓小腸熱乎點，這樣就能讓六腑的功能不衰。這樣
保養的女人，別說到四五十歲，就是到六七十歲，照樣是
面如桃花。

在我們的身體裏面有這樣幾個女人一定要知道的養顏
美容大穴：

合谷

合谷位於手背第一、二掌
骨之間，近第二掌骨之中點處。
合谷穴是手陽明大腸經原氣匯
聚的重要穴位。《四總穴歌》說
「面口合谷收」，就是說合谷穴
具有治療面部病症的作用，因
為合谷穴可疏通局部經絡氣血。
在合谷穴上用雀啄灸法。

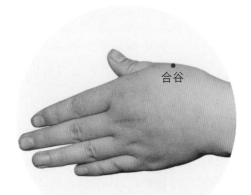

合谷

背部腧穴

背部腧穴包括四個穴位：膈俞，在第7胸椎棘突下旁開1.5寸處；肝俞，在第9胸椎棘突下旁開1.5寸處；腎俞，在第2腰椎棘突下旁開1.5寸處；脾俞，在第11胸椎棘突下旁開1.5寸處。艾灸這些穴位，可增強身體新陳代謝，促進血液循環，消除水腫。

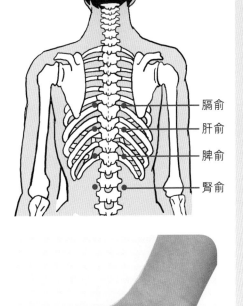

膈俞
肝俞
脾俞
腎俞

太溪

我們先看看太溪這個穴位的名字，「太」，是大、多的意思；「溪」，是溪水。也就是説這裏溪水很多，女人是水做的，肌膚要好，水水嫩嫩的，自然離不開水的滋養。太溪就是身體裏提供「水源」的重要穴。養顏，不可不用太溪。

太溪

太溪位於足內側，內踝後方，在內踝尖與跟腱之間的凹陷處。艾灸此穴，可滋陰益腎。

神門

神門在手腕橫紋的尺側端。它屬於心經，中醫裏認為心主神明，心藏神，凡是與神志有關的各種健康問題都可

以用神門治療。神門是
心經的原穴，是儲藏心
經之氣的倉庫。現代女
性，工作壓力大，常常
會有一些神志方面的問
題，如失眠、健忘、煩
躁等，時間一久，人便
會神疲乏力、容顏憔悴。艾灸神門養心安神。

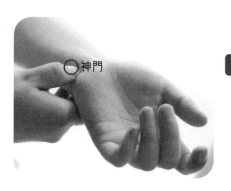
○神門

　　以上這幾個穴位很好用，每當空閒時候按揉按揉，然
後買些艾條，將艾條點燃，點燃的一端對準穴位，離皮膚3
厘米左右，以該處穴位皮膚承受的溫熱為度，每個穴位每
次艾灸10~15分鐘，灸至穴位暖和，皮膚微微發紅即可，
每5次為一個小療程。堅持灸下去，不久，你就會發現健康
美麗與你同行。

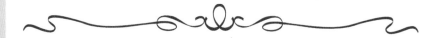

美容小貼士

自製艾絨肚兜

1. 將買來的肚兜放在面料上面，按照輪廓裁剪下來。只要
　 將面料先對摺，然後再裁就可以得到正反兩塊了，雙層
　 舒服一點。

2. 將艾絨薄薄的平鋪，密密的縫製，最後就是將滾邊縫製
　 一圈就可以了，這樣就把布料毛邊都藏在裏面了。很簡
　 單的哦！你可以試試。

臉上有斑

艾灸血海

隨着自然環境的惡化，都市生活節奏的進一步加快，許多女性剛30歲，衰老的症狀就出現了，女人除了面色、氣色不好，有的臉上還有黃褐斑，臉上有瘀斑，這個瘀斑中醫叫肝斑，就是因為發病的重要原因是由肝氣鬱結引起的。腎也有關係，因為中醫認為腎是五臟之天，是先天之本，所以很多病都與腎有關係。按西醫說是內分泌失調，按中醫講很多就是出現了腎虛的情況。尤其是年齡偏大的人群，側重於腎虛的比較多。所以說面部出現了斑與肝、脾、腎都有關係。如果不積極進行生活調理，不注意養生就會出現一些病變。

先說肝氣鬱結，如果嚴重到一定程度以後氣瘀可以化熱，化熱以後可能出現口苦、頭暈、睡眠不好、神經衰弱等情況。肝鬱以後，中醫講「氣行則血行，氣滯則血瘀」；如果肝氣鬱結

日久以後，可以導致氣滯血瘀，所以面部有問題的女性當中很大部分是由血瘀引起的。

這裏我們介紹一種簡單的方法，用艾灸祛斑的方法。在我們膝蓋上，有這樣一個養血、生血、活血化瘀的穴位——血海穴，艾灸血海穴能祛除臉上的斑斑點點。

具體做法：

1. 每天堅持點揉兩側血海3分鐘，力量不宜太大，能感到穴位處有酸脹感即可，要以輕柔為原則。

2. 上午9~11點刺激效果最好，因為這個時段是脾經經氣最旺盛的時候，人體陽氣也呈上升趨勢，用拇指可直接按揉3分鐘再行艾灸。

艾灸血海建議採用溫和灸，將艾條燃的一端與血海處的皮膚保持1寸左右距離，使血海局部溫熱而無灼痛。每穴灸10分鐘左右，以皮膚出現紅暈為度，防止灼傷。現今有各種灸療架，可將艾條插在上面，固定施灸。這種灸法的特點是，溫度較恒定和持續，對局部氣血阻滯有散開的作用。

溫和灸是臨床上應用最為廣泛的灸法之一，有溫經通絡、散寒祛邪、活血化瘀、軟堅散結等功效。

怎樣找到血海穴呢？其
實它的位置很好找，用掌
心蓋住膝蓋骨（右掌按左
膝，左掌按右膝），五指朝
上，手掌自然張開，大拇
指端下面便是此穴。

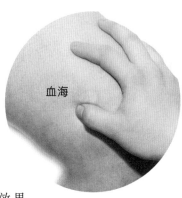

血海

如果再配合這幾個穴位效果
會更好，三陰交、陰陵泉、地機、膻中、關元、氣海、腎俞、
足三里和脾俞穴。

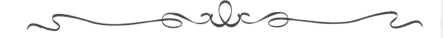

美容小貼士
三七粉袪斑外敷

珍珠三七粉面膜：珍珠末、三七粉，各１茶匙，加
牛奶調勻。均勻塗於面部，20分鐘洗掉。即可具有活血
潤膚、抗衰老的功用，長期敷面可使皮膚光潔、細嫩。
如果用蜂蜜水內服三七粉效果更佳。

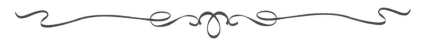

艾灸胃經

預防面部皮膚鬆弛下垂

據《黃帝內經》:「女子五七,陽明脈衰,面始焦,髮始墮。」從28歲開始,女性的身體就開始走下坡路了。到35歲的時候,女性的外在表現最明顯的是「面始焦」。「焦」不僅是面部皮膚的顏色變得發黃焦黑,而且面部的皮膚、脖子上的皮膚還出現了鬆弛下垂,這就是老百姓通常說的「黃臉婆」了。由美少女到美婦人,最後變成「黃臉婆」。

面部的胃經是一個小小的局部,與身體胃經接通的地方是脖子,所以要疏通胃經必須要將脖子接通。

面部和脖子最好用面部刮痧的方法。

面部是這樣刮拭,用砭石刮痧器具:

1. 額頭,從中間向兩邊刮。

2. 從印堂,經過眉毛,刮到太陽穴旁的髮際線。再沿髮際線向下到耳前,再繞到耳後向下到脖子兩側。

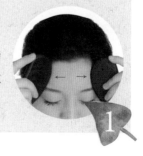

3. 從鼻翼兩側經過顴骨到太陽穴旁的髮際線再沿髮際線向下到耳前，再繞到耳後向下到脖子兩側。

4. 從嘴角經過面頰到耳前再繞到耳後向下到脖子兩側。

5. 從下巴經過兩腮到耳垂再向下到脖子兩側。

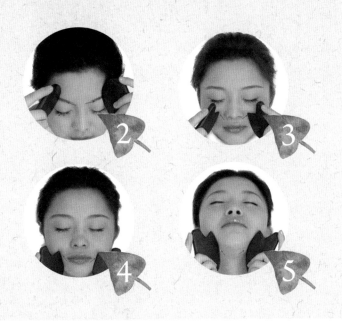

　　這樣刮好後皮膚熱熱的，整個血液循環加快，臉色立馬就紅潤起來了。

　　當我們接通胃經後，將艾條點燃（懸灸）溫暖胸部，也就是鎖骨下面，這個地方是胃經在身體循行開始的部位；艾灸熏烤幾分鐘後，就會感覺有股熱流在乳房、腋下慢慢擴散。

此時，我們將艾條移動到大腿
的正面、小腿中間脛骨的外側。
當你手持艾條順經脈專注的循經
艾灸，會有一種熱氣騰騰的霧
狀「嘩嘩」的彌漫在你的腳底。

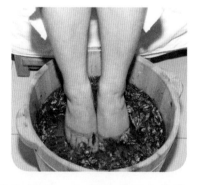

　　這樣的灸法可以連灸三天，
會覺得面色紅潤，皮膚緊實，眼神
明亮；這就是氣血源源不斷地供到頭上
去了，並且腸胃功能也會很明顯地得到改善，尤其感到睡
覺都會特別香。

美容小貼士
艾草泡腳

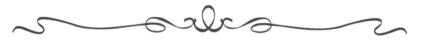

　　取艾草一把煮水後放
入泡腳盆裏，再兌入一些溫
水，泡到腳踝上三陰交穴最
好，待全身微微出汗即可，
切忌大汗淋淋，泡腳後喝杯
溫水；我國民間一直有「寒從腳底生；人老腳先老」等諺
語。溫水泡腳消除疲勞，加上艾草更有改善腳部血液循
環、促進睡眠、升陽固脫的作用。採用艾草泡腳停食寒
涼食物。

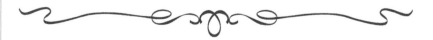

艾灸胃經

預防魚尾紋

魚尾紋是出現在外眼角和鬢角之間的紋線，她的形狀很像魚的尾巴的紋線，故以此得名。外眼角這個地方有個穴位叫瞳子髎，是足少陽膽經的起點，膽經的經氣從瞳子髎出發走向全身，因此過早的在瞳子髎這個穴位上出現魚尾紋，即是提示足少陽膽經的氣血不足或者出現經脈阻滯了。

要改善外眼角魚尾紋現象，不能靠每天厚厚的化妝粉底遮蓋，這不僅不能增強我們的自信，更因為厚厚的粉底使我們皮膚呼吸的通道、氣血的流暢受到了嚴重阻礙。

那我們怎樣消除惱人的魚尾紋呢？

我們的面部覆蓋一整條足陽明胃經，胃經在面部循行的路線是這樣的：從鼻翼兩旁的迎香出發，上行到鼻根，在內眼角與足太陽膀胱經相交，然後下行到眼下方四白穴，向下環繞嘴唇，沿下頜的後下方經過面頰的頰車穴上至耳

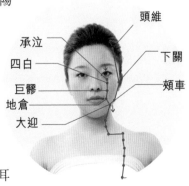

頭維
承泣
四白
巨髎
地倉
大迎
下關
頰車

前，經過膽經的上關穴，沿髮鬢邊緣上至額前神庭穴。

足陽明胃經是一條多氣多血的經脈，人體的一切生命活動全賴氣血濡養。足陽明胃經一旦虛衰，足少陽膽經及全身氣血就相應變得不足，而胃經的骨幹路是在面部，人體氣血不足，首先在面部表現出來的就是皺紋，面部肌膚肌膚又以眼睛周圍的肌膚最為薄弱，所以魚尾紋最先出現。

因此，要改善面部的氣血狀況，就要調理足陽明胃經，中醫認為，脾胃為後天之本，氣血生化之源。而面部的氣血主要是靠胃經來供應的。

人說：「天下沒有醜女人，只有懶女人。」我們有這樣厚重的中醫養生文化，我們每個人的身體裏面都有十二條經脈、奇經八脈，都有三百六十個穴位，只要我們每一位女性有耐心、有毅力每天堅持幾分鐘，也許我們就會有脫胎換骨的變化。

具體操作方法：

使用艾條或配合灸器做溫和灸，灸以下穴位。艾灸時間：15-20分鐘／次，每天或隔天一次，10次為一療程。

1. 滑肉門：臍上1寸，前正中線旁開2寸。

2. 合谷：虎口直上1寸。

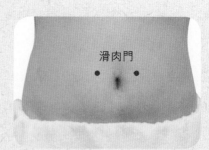

滑肉門

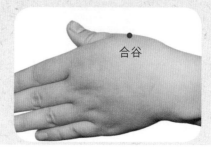

合谷

3. 足三里：犢鼻穴下3寸。

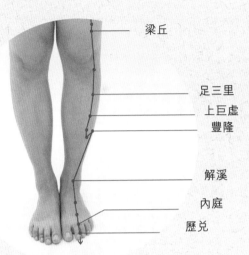

梁丘

足三里
上巨虛
豐隆

解溪

內庭

歷兌

美容小貼士
晨起1分鐘面部按摩

　　每日晨起堅持1分鐘的按摩，輕鬆祛除魚尾紋。面部皮膚是有紋理的，正確的按摩方法，才會使肌膚很好的吸收眼霜和精油。用中指和無名指按住太陽穴，逆時針按摩旋轉。稍稍用力地給太陽穴按摩有利於減少皺紋，快速恢復眼睛的神采，我們完全可以在50歲時仍然沒有魚尾紋。

熏走「黑眼圈」

眼睛周圍皮膚顏色發暗，稱為黑眼圈或熊貓眼，有了黑眼圈，就會被認為是睡眠不好、熬夜造成；按照十二經脈氣血循行，在丑時（凌晨1至3時）肝經的經氣最旺，此時人應該在沉睡，但是我們現在很多人工作繁重，此時還在熬夜工作，還有人生活壓力大，此時睡不着，有些人倒是睡了，但是經常做夢；如此，很多人一覺醒來顯得疲憊乏力、無精打采或煩躁不安。這些都是肝血被過多的消耗所致，夜裏睡眠不好，肝的解毒功能就會減弱，就會給眼睛周圍帶來晦暗的顏色。

中醫認為，人臥血歸於肝，當人沉沉睡眠時，正是養肝養血的最好時機，肝血充足，膽經的氣血就充足，另外，肝主疏泄，當人在沉睡時，人體的新陳代謝就旺盛，眼睛自然就神采飛揚。

還有些人並不熬夜，也有黑眼圈，多為肝氣鬱結、膽經氣血不暢所致。

同事的女兒，長得又斯文又好看，每日睡眠良好，不熬夜，但就是被黑眼圈困擾，我和女孩接觸了幾天，發現女孩做事屬於較真的那種，不僅要求自己完美，也要求別人像她一樣，於是很多不順心的人和事就不斷出現，女孩又多愁善感，時間久了，黑眼圈就跟隨她了。

用艾灸的方法調理：

步驟（一）眼周艾灸

1. 在眼睛下方塗上眼霜。

2. 將保濕眼膜貼敷在眼周。

3. 點燃艾條，對準眼周，離眼睛在大約五、六厘米的地方，以「8」字型熏雙眼的眼周，3分鐘結束。

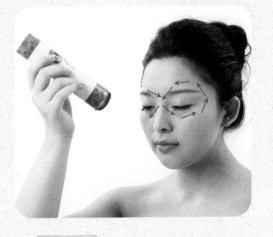

注意事項

1. 千萬不要離眼睛太近。

2. 眼周艾灸時間不宜過長。

3. 眼睛有炎症時禁灸。

步驟（二）艾灸經絡穴位

1. 水分：在臍上1寸。主治：可消除水腫和小便不利。

2. 三陰交：在內踝上3寸。主治：可調整身體的陰陽平衡，對內分泌失調而出現的各種症狀，均有平衡作用，是女性的常用穴。

3. 脾俞：後背第十一胸椎棘突下，旁開1.5寸。主治：可促進血液循環，消除水腫。

4. 腎俞：後背第二腰椎棘突下，旁開1.5寸。主治：內分泌失調而造成的身體過於肥胖或過於消瘦，肌肉鬆弛，四肢不溫或女性月經不調等婦科疾病。

灸法：用艾灸儀或艾條作用在以上穴位上，艾灸時間：每個穴位5分鐘/次，每天或隔天一次，10次為一療程。

調整3次後，用女孩自己的話說，感覺喘氣都舒服了。

美容小貼士

 內關穴──您貼心的養顏美容關卡

內關：補益氣血，安神養顏，在手臂內側，腕橫紋上2寸，可隨時隨地點揉，以略感酸脹為宜。

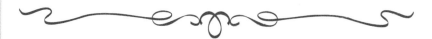

艾灸加

耳穴按摩

讓你青絲飄柔

女性28歲的時候，精血足，頭髮又黑又長，還不分叉、不焦枯、不脫落。但是到了35歲你就會突然發現，早上一起來，枕頭上全是頭髮；一洗頭，掉落的頭髮都能把下水道給堵了。這時候人就恐慌了，因為她知道這都是自己的身體出現了問題。其實，脫髮的原因就在於精血不足。

對浴室地磚上或是盆中的縷縷青絲，女人感慨萬千，靚麗的秀髮是美女的必備條件，日益稀疏的青絲，是容顏漸漸逝去的前奏。

中醫認為：「髮為血之餘」，就是說精血富餘了才會長頭髮；早在2500年前，《黃帝內經》就云：女子七歲，腎氣盛，齒更髮長；是說女孩子到了七歲，腎精充盈，化成強大的腎氣開始推動，使女孩子由過去的細細絨毛狀逐步有了濃黑茂密的頭髮。由此看出腎臟的光彩表現在頭髮上。

既然頭髮是由多餘的血液生成的，那當人體血液虧虛

的時候，我們引以自豪的烏黑的頭髮就開始乾枯、分叉，以至於逐漸脫髮，現代生活和工作給我們的五臟帶來了種種影響，諸如：久坐電腦前，用眼過度，久坐傷肉，繁多的事物和應酬等等，使我們過度的消耗了精血，引起血虛，最終造成過早脫髮。

其次，我們每天都要面對形形色色、奇奇怪怪的人或事，我們不免要生氣、憤怒、鬱悶、焦慮等等，這些情緒的變化由此造成我們體內的火氣，加熱血液，也會使我們的頭髮過早損傷。

腎藏精，精生血，我們滿頭烏髮需要充足的血液化生，由於我們長期勞碌、傷身、勞神過度，使得腎精虧虛，損傷腎氣，而引起脫髮。

那用艾灸療法能夠幫助我們秀髮飄柔嗎？答案是肯定的，因為從人的生命形成的那刻起，我們人體固有的防禦能力就形成了，這就是我們經常說的人體的正氣。

艾草是純陽之體，歷代醫家對艾草都有很高的評價，點燃艾草，對人體的經絡和穴位補充人體正氣，就如同天上的太陽照耀在我們的身上，直接驅散我們身體的寒氣和陰霾，當我們身體的寒氣和陰霾漸漸少了，痹阻的經脈通過艾灸的刺激漸漸通暢了，就如同春天大地回暖一樣。

具體操作方法如下：

1. 人俯臥在床上，全身放鬆。

2. 艾條點燃，對脊柱兩側肝俞穴、腎俞穴溫和懸灸，當灸火通竄到大腿、小腿及腳上即可。

3. 人仰臥位，用溫和灸血海穴，即下肢髕骨內上角2寸。

4. 彈撥肝經腎經在大腿內側的經筋，手法要輕柔和緩，有酸脹感。

以上做法隔日一次，並保持精神樂觀，睡眠充足，一般連續經過2個月的調理後，秀髮飄柔。

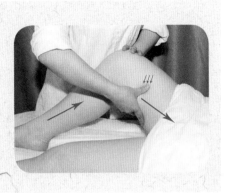

美容小貼士

溫灸雙耳

人的耳朵，是腎的外竅，人體內的五臟六腑在耳廓上都有相應的反應點，每日用拇指和食指先從耳垂開始擠壓，因為耳垂相當於人體的頭部，再依次按揉耳甲腔、耳甲艇、三角窩，這三窩相當於人體的胸腔、腹腔、盆腔；最後拇指食指擠壓耳輪和對耳輪，耳輪和對耳輪相當於人體的四肢，按揉擠壓雙耳，溫灸雙耳能溫經散寒、溫養五臟、運行氣血，平時用拇指食指經常揉捏耳部的肝、膽、心、三焦反射區，長期可延緩衰老。

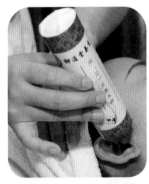

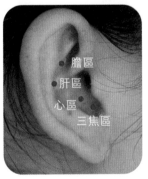

膽區
肝區
心區
三焦區

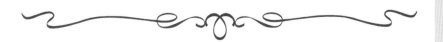

艾護肝

不顯老

中醫認為，肝主面，肝氣疏泄條達則氣色紅潤，神清氣爽。

女人一生以血為重，肝有「藏血」、「調節血量」並向各臟器「輸送血液」的功能，滋養女人全身的臟器。如果肝不能完成這些工作，就會導致分泌失調，氣血不和，從而引起各類婦科疾病，如月經失調、乳腺增生、子宮肌瘤、卵巢囊腫、不孕等。

現代的女性，不僅僅要承擔孕育、養育的責任，還要和男子一樣的打拼事業，太多的、沉重的、長期超負荷的責任和壓力，使小小的身軀無力承受，導致積聚的毒素無法及時排解出去，反映到人的皮膚上就是臉色暗啞、色素沉澱。

女人的美麗要靠充足的睡眠，因為晚上11時到凌晨3時是人體的「美容時間」，此時肝臟正在繁忙的清理身體內的垃圾，消滅有毒物質。如果這段時間不睡覺，就會皮膚粗糙、容易疲勞、口苦咽乾、火氣大。

肝臟是美麗的發動機，肝好的女人，體態髮膚都充滿活力，要想讓容顏不老，一定要把疏肝放在首位。中醫強調，人要經常疏肝氣、清肝毒、降肝火、養肝血，使全身氣機疏泄條達，全身氣血順暢運行，以達到疏肝養顏目的。

養肝護肝的方法：

1. 疏肝氣：大敦穴，在大腳趾上，此穴疏肝理氣作用最強，它能使全身氣機疏通暢達，面色光潔，不生疱痘。

2. 清肝毒：行間，在足大趾、次趾的縫紋端。調理心裏煩熱，燥咳失眠。因肝經環繞陰器，所以行間還善治生殖器的熱症，如女性小便熱痛、陰部瘙癢等。對痛風引起的膝踝腫痛，點掐行間也有很好的止痛效果；經常點按，使體內無毒，肌膚光滑細膩，充滿彈性。

3. 降肝火：太沖穴會給我們補足氣血，讓我們心平氣和，體內不焦，皮膚不燥。

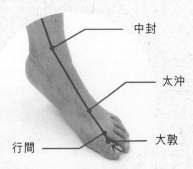

中封

太沖

行間

大敦

4. 養肝血：中封穴，在足內踝前1寸。中，是指「中焦」；封，是指「封藏」。要封藏什麼呢？當然要封藏人體精血，使之不致輕易耗傷。肝藏血，腎藏精，「中封」就是保養人體精血之要穴。

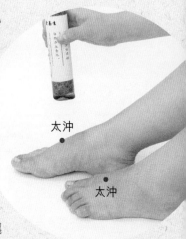

太沖

太沖

5. 在太沖穴上，將艾條點燃，懸於施灸部位3厘米上，將艾條像鳥雀啄食一樣上下移動，多隨呼吸的節奏進行雀啄。一般可灸20分鐘左右。雀啄灸一上一下的灸法，對喚起腧穴和經絡的功能有較強的作用。

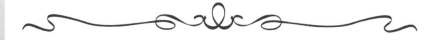

 美容小貼士

午後靜坐養生

　　午後選擇靜坐，閉目養神，時間10~20分鐘。靜坐保護肝臟，舒緩壓力，增進幸福感。

　　靜坐的體位選擇散盤或雙盤，不拘泥形式，雙手掌心向上放在膝關節上，眼睛微閉，下頜微收，全身放鬆，盡可能堅持每天靜坐，不久你會發現你越來越安靜，越來越美麗，並且目光越來越清亮，越來越充滿活力。

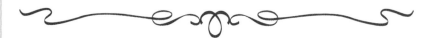

養顔

必養腎，艾灸提升腎陽

說起養腎很多人都以為這是男人的事，因為大家都知道女人以肝為天，女人因為生理上的特點要養肝養血，其實中醫自古就有肝腎同源的說法，肝藏血，腎藏精，精血同源，肝腎的關係就是相互滋生，相互滋養的關係，養腎亦是養肝。

腎在五行中屬水，俗話說，女人是水做的；人們經常說女人柔情似水，或者讚美女孩漂亮時都會說水靈靈的。因此，當一個女人形體乾瘦，皮膚乾澀，嘴角周圍皮膚下垂，毛髮乾枯，並且情緒不穩，動輒發脾氣；這些都是典型的腎水不足，肝血虧虛的外在表現。你會喜歡這樣的外在形象嗎？面色紅潤，膚如凝脂，沒有皺紋是每個女性一生追求的夢想。

真正的養顔是養腎。

怎樣才能做到真正的養腎呢？第一，要有充足的睡眠，我在上一篇中已經說到睡眠對全身氣血的重要性；長期睡眠不好的，長期熬夜的，會大大消耗體內那微不足道的精血，是健康美容的大敵。

其次，女性盡可能控制情緒，不要動輒發脾氣，尤其在生理周期更要學會關愛自己，現代社會女人和男人一樣承受來自各方面的壓力，過度的思慮，過度的勞累使女性身心疲憊，過早出現更年期的症狀，所以，女人要美麗，就要滋陰養陰，如水一樣滋潤。

第三，女人要養腎，就要少吃寒涼食物，注意身體保暖，很多女性手腳冰涼、畏寒肢冷、痛經、月經推遲等都是腎陽虛的表現；女性只有不斷溫暖身體，才能保持每個月的月經通暢，只有月經通暢才能使體內瘀血減少，面色才會濡潤，才會減少婦科疾病的發生，如是才能達到養顏的目的。

艾灸與搓腰眼配合提升腎陽，具體做法如下：

方法：盤腿並保持上半身直立，將雙手搓熱後置於腰部，從腰部盡量用力上下推搓，每天早晚各一次；腰部發熱後，將艾條置於後腰部大約10分鐘。

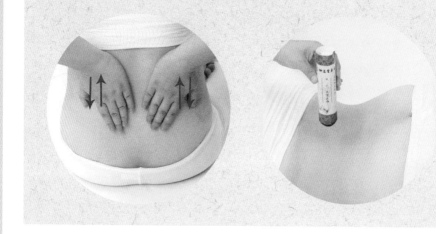

這個方法非常有效，如果你月經時會腰痛、腿酸的話，都可以用這個方法來緩解。搓的過程中能夠給腎臟帶去熱量，提升腎陽，所以，你要一直搓到兩側腎區都感覺到熱為止。艾灸趁熱打鐵，再加火力，從內部為身體補充陽氣。

 美容食療小貼士
芡實糯米粥

芡實、蓮子和糯米煮粥，每天早晚各喝一碗，堅持兩周，則因腎氣虛弱而導致的面容早衰問題大多會很快改觀。

 黑色食品補腎

中醫認為腎為先天之本，通過以「黑補腎」可達到強身健體、補腦益精、防老抗衰的作用。那麼，什麼是「黑色食品」呢？「黑色食品」是指兩個方面：一是黑顏色的食品；二是粗纖維含量較高的食品。常見的黑色食品有黑芝麻、黑豆、黑米、黑蕎麥、黑棗、黑葡萄、黑松子、黑木耳、海帶、烏雞、黑魚、甲魚等。

此外，女性還可以多吃一些堅果，像核桃仁、花生仁、腰果等，都有很好的補腎作用。

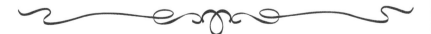

艾灸肚臍

老而不衰

肚臍，被歷代有成就的醫家視為養生要穴——神闕穴。

臍，位於腹部正中央凹陷處，古人很看重肚臍，素有「臍為五臟六腑之本，元氣歸藏之根」之說。肚臍是人人都熟悉的地方，往往熟悉的地方容易被忽視。

首先肚臍是最怕涼的地方。因為臍下無肌肉和脂肪組織，血管豐富，皮膚較薄，敏感度高，具有滲透性強、吸收力快等特點。在人體又是相對虛弱之地，是較容易受涼而染風寒的地方。尤其是年輕的女孩，在炎熱的夏天，穿裸露肚臍的露臍裝，此時的虛邪賊風通過肚臍——神闕這個人體最大的穴位進入胃腸系統，引起胃腸功能紊亂，出現腹痛、腹瀉等胃腸疾患，進而在面部就會出現嚴重的法令紋和皮膚鬆弛現象。

其次，肚臍是奇經八脈——任脈通過的地方，並與督脈、沖脈、帶脈相通，與女性的月經、帶下、胎孕、產育密切相關，所以肚臍與腎的關係密切，由此看來，肚臍是關乎我們性命的大穴，人體的盛衰和安危全系於肚臍上。我們通過艾灸肚臍，溫暖肚臍，按揉肚臍不僅能治療女性疾病，還能延年益壽，老而不衰。

艾灸治病在《黃帝內經》中就有記載：針所不為，灸之所宜；肚臍——神闕穴是禁針的，最適合用灸法，並認為艾灸肚臍可溫通經絡，延緩衰老。

艾灸肚臍的方法：

1. 艾條溫和灸法

艾條灸比較簡單，將艾條的一段點燃，對肚臍距離2厘米遠，以皮膚感覺溫熱耐受為好。溫和灸的時間可控制在10到15分鐘，以透熱到腰部最好。

2. 隔薑灸（或隔鹽灸）

取生薑，切成2到3厘米的薄片，用針刺成小孔，然後將薑片放在肚臍上，把艾柱放在薑片上點燃，如有灼痛，即可更換，一般艾柱灸3到7壯。

「艾炷」隔薑灸即將艾絨做成的一個蠶豆大「寶塔」狀艾粒，在肚臍上放上薑片，將艾粒放到薑片上點燃，這就是神闕穴的隔薑保健灸法。可間隔進行，一般每次可灸3~5炷，即點燃3~5個小「寶塔」，每次以感到局部溫熱舒適、稍有紅暈為度。

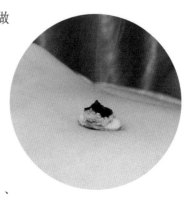

***

養生小貼士
揉腹

先用兩手拇指輕柔和緩地從膻中穴開始向下推5遍，再揉按肚臍。將雙手掌搓熱，雙手疊放在肚臍上，掌中勞宮穴對肚臍，先逆時針小幅度揉轉，再順時針揉轉，各21圈，最後兩掌根分別沿胃經往下推各21遍。經常堅持揉腹，促進大小腸蠕動，有助睡眠，提高人體對疾病的抵抗能力。

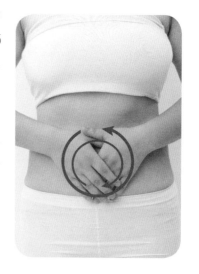

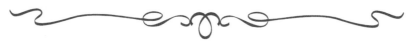

太溪穴溫灸
讓女人更年輕

現代女性很多不愛運動，成天坐在冷氣房間裏，出汗少，經脈不暢，手腳冰涼，夏天又常吃生冷食物，種種現狀，導致現代女性體寒的人大大增多。

女性體寒會招來很多疾病，體寒會引起消化不好、失眠、痛經、宮寒、不孕等諸多問題。體寒會導致經脈不通，引起肌膚不夠光滑，直接影響女人的美麗，更有甚者，體寒會引起心理不適，導致精神抑鬱。

體寒就是冷，冷是女人健康和美麗最大的殺手，不僅會手腳冰冷，還容易長斑，所以女人要年輕就要溫暖。

怎樣做一個溫暖而美麗的女人呢？

1. 從經絡入手。首先，腎與膀胱相表裏，我們的後背有一條長長經脈，是人體最大的排毒、排寒通道，它就是足太陽膀胱經；打通膀胱經使外面的寒邪難以侵入，內毒又及時排出，並且有更多的氣血流入膀胱經，來達到溫暖腎經的作用。

2. 從穴位入手。腎經有個太溪穴，不僅是腎經的補穴，還是全身的大補穴。凡是學中醫的人，對太溪穴是非常熟悉的，因為學穴位的時候，老師會告訴學生，如果憋不住尿就按揉太溪穴。

　　太溪穴是人體陽氣匯聚的一個重要之地。古人就是用這個穴補腎氣，斷生死。

　　俗話説：「寒從腳底生」，每晚泡腳水不能太淺，一定要泡到太溪穴。

　　太溪穴的位置：雖然是腎經上的穴位，在腳踝內側後跟骨上動脈凹陷處，當我們用手指按在這個位置上時，馬上可以感覺到這裏動脈的跳動。

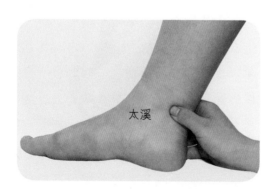

太溪

怎樣用艾條灸這個穴位呢？

將點燃的艾條一端，靠近太溪穴位，要感覺到這個部位發燙才好，感覺很燙就遠離一些。

有的女性常年手腳冰涼，灸這個穴位時，感覺只是暖暖的，沒有燙的感覺，不用急，你接着灸，直到這個穴位發燙為好。

女性屬陰、體寒，最好學會艾灸，這是最直接給身體補充熱量和陽氣的方法。

太溪穴是腎經的原穴，腎有藏精主生殖的功能，每次點按與溫灸有滋腎陰、補腎氣、溫腎陽之功效，難怪有人說艾灸太溪穴相當於吃了六味地黃丸。

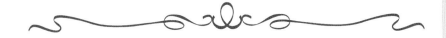

 美容小貼士
少淋浴多泡澡

女性體寒日益惡化，患腎虛的女性越來越多，與早晨的淋浴有很大關係，洗澡的意義不單純是為了清潔，我建議有條件的好好泡在浴盆裏，能促使全身血液流動，讓身體從內部開始溫暖，並能身心放鬆，心情愉快！

迴旋灸

三陰交，延緩衰老

三陰交，在小腿內側，內踝尖直上3寸處，脾經、肝經、腎經三條陰經都從這個穴位上經過，三陰交歸屬脾經，脾的第一個功能就是運化，每天上午9點到11點是脾經氣血最旺盛的時候，這個時辰按揉艾灸三陰交，就能把身體的濕氣、濁氣及時排除體外。因為濕氣、濁氣堆積，就會造成水腫、便秘、痘痘。

經常艾灸三陰交，還可以調理女性的睡眠，經常聽到有人說「睡美人」，可是有太多的人睡眠品質有問題，足厥陰肝經也從三陰交這個穴位通過，肝的功能是藏血，「人臥血歸於肝」，艾灸三陰交調理睡眠，睡眠好了，人的氣色就會紅潤並有光澤。

女人臉上的斑斑點點、皺紋等，都和情緒、情志有密切關聯，因為生氣、易怒、猜疑、抑鬱等負面情緒影響女性飲食起居，女性就會出現月經失調等婦科疾病。調理肝經、腎經、脾經上的三陰交，只要女性氣血充足，那些月經提前、月經推遲、月經不定期、閉經等月經失調的病症就會慢慢消失，女人臉上的斑斑點點、皺紋、鬆弛等也會隨之消失。

肝經、脾經、腎經這三條經脈從下肢內側都進入小腹部，女性小腹部寒冷，會出現痛經、宮寒、白帶過多、消化不良等症，艾灸三陰交，驅除寒氣，有效改善小腹部的寒涼，保養子宮和卵巢。

我們可以這樣做：

1. 迴旋灸三陰交穴：將點燃的艾條一端接近三陰交部位，距皮膚2到3厘米左右，然後均勻地向左右方向移動或反覆旋轉施灸。

2. 按揉三陰交：拇指或中指指端按壓對側三陰交，一壓一放為1次；或先順時針方向、再逆時針揉三陰交，持續10分鐘。

3. 叩擊三陰交：一手握拳有節奏地叩擊對側三陰交穴，20次左右，交替進行。

4. 摩擦三陰交：雙手掌擦熱後摩擦三陰交穴，20次左右。

愛美之心，人皆有之；三陰交是女性補氣補血的大穴，一定要堅持才有效果。

愛上艾

讓你神采奕奕

養生館來了一個新的客人，初次與她見面，面色黃黃的，臉上毫無表情，問她問題，愛答不理的。養生師並沒有在意她的「冷峻」，依然面帶微笑的接待她。這一次，她只想做做拔罐，在做拔罐的過程中，我們通過罐印告訴她身體的現象，建議她可嘗試艾灸；她不做聲，不言語，拔完罐就走了。第二天，沒想到她又來了，說想嘗試艾灸，我們根據她的面色，以及心高氣傲的樣子，建議她先嘗試背部艾灸，10分鐘後，當艾火的絲絲熱流通過脊背皮膚透過經脈進入她的身體時，她說，艾灸原來這麼舒服。第三天，這位姐姐又來了，在進門的時候，臉上有了一絲不易察覺的笑容，我們看到了艾灸在她身體和心理上有了很大的作用。

　　養生館有一個茶室，是供大家喝茶聊天的，前兩次，這個姐姐喝完茶或者不喝就走了，今天做完

艾灸，品着養生茶，居然和我們聊起天來，坐在茶室，喝着暖洋洋的花茶，我突然發現這位姐姐的五官如此精緻，我情不自禁地説道：姐姐五官這麼好看。她説，我年輕的時候更好看，然後順着話題，我們從年輕時的往事一直聊到現在的事情，原來她也這麼愛説話。

「艾」就是這樣的神奇，艾能夠給我們每個人的心裏帶來燦爛的陽光。當我們身體出現種種不適，很多時候並不僅僅是身體上的原因，更重要的是我們的心靈，所以讓我們用愛去説服她們驅散心理的陰影，同時也用「艾」的灸火驅散潛藏在心靈的陰霾，使我們每個普通人都會容光煥發，神采奕奕。我要用我的愛與艾，幫助更多的人。

我們是這樣給她調理的：

1. 通過拔罐後的罐印，我們發現罐印在腰骶部大多是黑紫色，撫摸腰骶部是寒涼的；在上焦罐印是蒼白的，黑紫色罐印表明是寒是瘀，罐印蒼白表明氣虛。

2. 通過罐印和皮膚表面的溫度，我們診斷她是氣虛血瘀，可能存在着痛經，宮寒、月經推遲的症狀，我們在督脈和膀胱經施行循經灸和在腰骶部施行迴旋灸。

兩次艾灸後，她的氣色有了明顯的變化，我們通過溝通，的確有月經失調等症，因為內向的性格，不願和人溝通，遇到不開心或不順心的事，就忍着憋着，時間久了，不良的情緒就在體內形成了鬱結，表現出來的就是壓抑、冷淡、面色晦暗等症。

用艾灸調理，既是調理經脈穴位，又是幫助人們驅散內心陰雲，因為艾灸在人體熏烤就像天上的太陽。

第三章

艾灸

還你靚麗身材

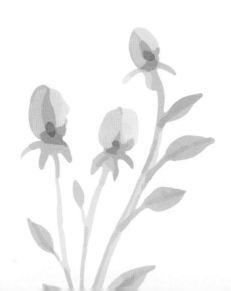

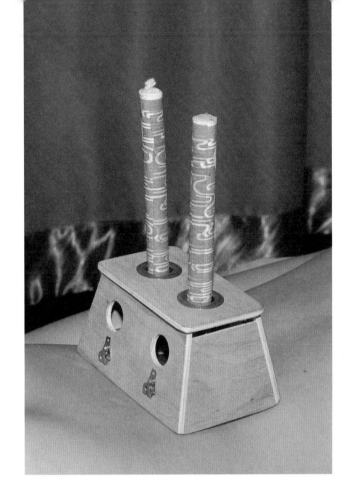

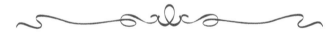

艾灸和拔罐作為一種外治療法，能
夠減肥嗎？管用嗎？經常會有這樣的
問題，我可以肯定地告訴大家，按照
這樣的方法，只要堅持，你身體裏的
太陽慢慢就會升起來，就會驅散身體
裏的陰霾，減肥就能成功。

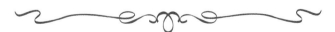

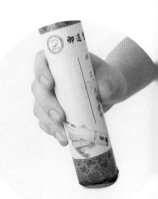

拔罐艾灸

祛寒減肥

在我們每個人的身體裏，運行着十二條經脈，這十二條經脈就相當於地面上十二條河流，在我們的身體裏運行不息；十二經脈對應每天的十二個時辰，十二個時辰在變，十二條經脈的氣血隨着不同的時辰也有盛有衰。

古人認為十二時辰的亥時（21點到23點）是三焦經旺，中醫認為，三焦「總領五臟六腑；三焦通，則內外左右上下皆通也」。所以說，此時進入睡眠，百脈得以休養生息，對身體十分有益。中醫認為，我們的每一天是一年四季春夏秋冬的濃縮，亥時相當於寒冬臘月，冬天是要養「藏」，是「無擾乎陽」的時刻，是要把自己包裹起來的，這個時辰就要好好睡覺；但是現代社會，很多人在此時還都在熬夜、加班、吃飯、唱歌等等應酬之中，無形之中耗掉了自己身體裏本來就不多的陽氣，此時寒氣慢慢侵襲着我們的身體，慢慢的我們會覺得自己的頸部、背部、腰部的肌肉變得越來越肥厚；時不時

女中醫教你艾灸養顏

的感覺後背陣陣發冷、僵硬酸重，沒吃多少東西腹部就脹滿，眼看着贅肉就堆滿了腹部；這些都是寒氣進入了經脈，不知不覺中越來越痹阻不通造成的。所以中醫認為「寒氣」是導致肥胖的罪魁禍首。

我現在給大家分析一下，《黃帝內經》云：冬三月，此為閉藏，水冰地坼。也就是説在冬天，這個北風吹、雪花飄的季節，河水流速會減慢，甚至結冰。當人受寒，寒氣侵入身體，血液就會流通緩慢，會沉積下來，形成淤滯，這就是寒凝血滯。

怎樣驅除身體內的寒邪呢？用拔罐和艾灸結合的方法。

在人體的背後有一條充滿陽氣的陽光大道及人體最大的排毒通道，那就是督脈和足太陽膀胱經；

先在督脈及膀胱經施行拔罐及走罐：

1. 準備拔罐的器材，玻璃罐、陶瓷罐都可以，但是罐口一定要厚而光滑，底部最好寬大呈半圓形。

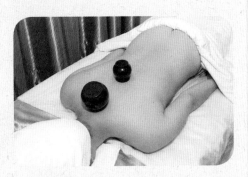

2. 拔罐，用閃火方法將罐口掐緊在患處，但注意不要把罐口邊緣燒熱，以免燙傷，留罐的時間一般在10~15分鐘。

3. 取罐時一手將罐向一面傾斜，另一手按壓皮膚，使空氣經縫隙進入罐內。

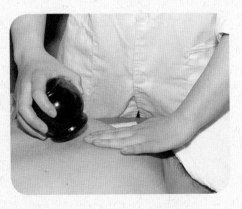

4. 也採用走罐法，就是用罐子扣在背部以後，抓

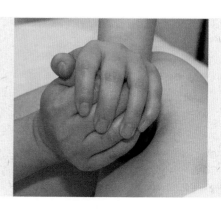

住罐子微微上提，推拉罐體在經絡上移動，這樣就調理了整個背部的經絡和數個穴位。

5. 走罐時應注意要在走罐的部位塗抹一些潤滑劑，如甘油、石蠟油、刮痧油等，防止走罐時拉傷皮膚。

 艾灸督脈上至陽穴：

在後背督脈上第七胸椎之下有個穴位叫至陽穴。至也就是極、最的意思，陽就是陽氣，至陽穴的意思就是說，督脈的氣血到了這裏，陽氣就達到了一個頂點。至陽穴是後背督脈上陽氣最盛的地方，自然是陽光普照。

這個穴位怎樣找呢？俯臥位或坐位。在我們的後背部正中線上，第7胸椎棘突下凹陷中處取穴。簡便取穴就是找到兩個肩胛骨的下角，將兩個肩胛骨下角連線與後中線相交的地方就是至陽穴。

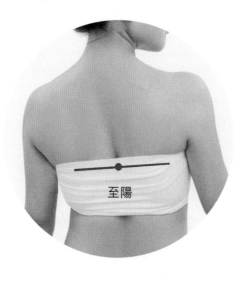

至陽

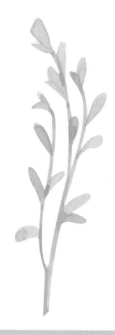

操作方法：

1. 艾條點燃，放在艾灸盒裏，對準至陽穴，固定好艾灸盒，溫和地灸10分鐘。

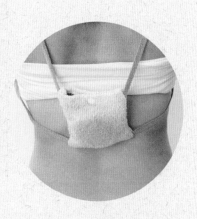

2. 如果正好趕在冬至一陽生的節氣，建議你連灸5天。夏至也是一年當中陽氣最足的節氣，在這兩個節氣裏是最好的養陽驅寒的日子。

3. 如果你是工作繁忙，或是應酬很多，你可以嘗試隨身灸，這個至陽穴更是隨身攜帶的法寶。

　　艾灸和拔罐作為一種外治療法，能夠減肥嗎？管用嗎？經常會有這樣的問題，我可以肯定的告訴大家，按照這樣的方法，只要堅持，你身體裏的太陽慢慢就會升起來，就會驅散身體裏的陰霾，減肥就能成功。

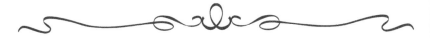

 養生小貼士
驅寒養陽的好方法：曬太陽

　　中醫認為人體的前為陰，後為陽，因此曬後背能起到補陽氣的作用。同時在寒冷的天氣裏，曬曬後背，還能驅除脾胃寒氣，有助改善消化功能。曬後背提升陽氣，不僅減肥，還能疏通背部經絡，對心肺也很有好處。

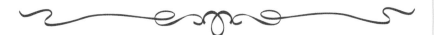

關元穴

艾灸 消脂減肥

　　十二經脈裏有個手太陽小腸經，太就是大的意思，就是說小腸經裏陽氣是盛大的；《黃帝內經》說：「小腸者，受盛之官，化物出焉」。這就告訴人們小腸的生理功能是接受胃傳下來的食物，進一步將食物化成維持我們生命活動的精微物質。所以小腸非常重要的功能就是「化」；手太陽小腸經的氣血在午時最旺盛，這個時候小腸工作很賣力，吸收精華，丟棄糟粕，這就是小腸的「化物出焉」。

　　小腸要「化物出焉」，有一個重要的條件，那就是小腸要溫暖、要熱乎。

女中醫教你艾灸養顏

夏天是火熱的季節，屬於心火，心對應的腑是小腸，也就是中醫裏説的心與小腸相表裏，心火要下移溫暖小腸。我們經常説一個人善良時，就説這人「熱心腸」，指的就是心和小腸要熱。心腸要熱、心腸要軟，這是健康的人。心與腸過於寒冷就會腹脹、腹滿，就會大腹便便，變得不健康了。

夏天吹冷氣是外面涼，夏天吃冷飲是肚子裏面涼。這些違背健康的行為，最後導致的結果就會讓你的心腸變冷。小腸受寒了，小魚際就是青色的。

小腸是個辨別清濁的地方。就是説將你吃進去的這些營養物質，變成你的水穀精微，然後被小腸吸收到體內，而那些污濁糟粕的東西，則被小腸運到了大腸而排出體外。所以小腸的功能正常，它就應該是火熱的，溫度很高的。所以我們説，心腸要熱。

如果你裏面的小腸是寒的、不通的話，就會「腹若垂囊」，肚子特別大，都鼓出來了。

如果小腸是寒的，那就不僅只是腹部肥胖。因小腸經的支脈，從缺盆循頸上到面頰，小腸經寒涼，臉上的兩腮也就都是肥嘟嘟的。

又由於小腸經經脈走過胳膊的外側，如果小腸經過於寒涼，導致經脈是瘀滯的，那麼你的上臂就也會有過多的贅肉。

溫暖小腸，當屬關元穴，關元穴是小腸的募穴。

人體的「募穴」是什麼呢？募是募捐的募，就是匯集的意思。也就表示小腸的氣匯到關元那兒。所以讓這個關元穴總是那麼溫暖、熱乎乎的話，小腸就會快樂的工作。那你的肚子自然就小了，臉上肥嘟嘟的肉也會慢慢的不見了，而上臂的蝴蝶肉也隨之慢慢的消失掉了。

具體操作方法：

給自己艾灸，就取仰靠臥較為方便。將小腹裸露在外，將燃好的艾條置於關元穴處上方，離身體保持2~3厘米左右。記住，這可不是定數，距離的大小可依據你自己的感覺而定的。怎樣的效果最好呢？就是以有熱感而不灼傷皮膚為宜。灸的時間以熱感能透入腹內，有如沐浴春日陽光般的溫暖舒適為度。

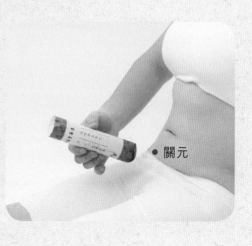

● 關元

艾灸關元穴對肥胖很有效，能很快消失脂肪，這是因為艾灸的熱力融化了脂肪。艾灸下腹部關元穴，腹部皮下脂肪也會遇熱而融化，脂肪通過各種途徑從體內排出，這樣就可以達到減肥的目的。

養生小貼士
芹菜減肥

據有關研究表明，芹菜含有刺激體內脂肪消耗的化學物質，再加上其富含粗纖維，使糞便利於排泄，進而減少脂肪和膽固醇的吸收，故而有較好的減肥效果。做法：

1. 芹菜洗淨後切成小段；
2. 砂鍋中放入適量礦泉水，煮開後放入芹菜煮熟；
3. 將芹菜及水放入食品攪拌器中打成茸；
4. 過濾掉菜茸即可。

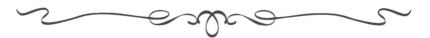

艾灸 中脘穴

調理脾胃變苗條

造成肥胖的原因有很多，其中最主要的是脾胃功能失調引起的肥胖。中醫古代文獻中就有關於脾胃運化的理論，辨證論述中講：「食肥甘厚味導致脾胃運化失常，由此將脂膏積蓄體內或變為痰濕阻塞氣機」，這說明了肥胖與脾胃的關係，脾胃失調是肥胖的根本原因，而艾灸的溫熱就可健脾、益氣、暖胃。

艾灸中脘穴：提高胃的動力。增強消化能力，促進全身脂肪的燃燒。

灸法：選取中脘穴，中脘在上腹部，前正中線上，當臍上4寸。如果此處寒涼，可用隔薑灸，將新鮮的生薑切成薄片，用牙籤刺成小孔，點燃艾條懸灸10分鐘。

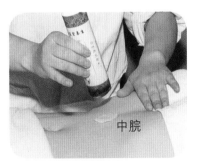

中脘

很多胖人在中脘穴這個地方聚集了很多贅肉，而且這個地方的肉還是僵硬的或僵死的，中脘這個穴位在治療脾胃疾病的時候經常用到，因為中脘是胃的募穴。

輕輕刮灸

肉臉不見了

刮灸結合就是用砭石刮痧和艾灸結合在一起的瘦臉方法。砭石刮痧瘦臉，這幾年我們一直在嘗試，並取得了很好的效果，通過面部砭石刮痧促進血液循環，也使得臉部的線條變得更加的立體，更美，不過對於面部的刮痧，手法一定要盡量的輕柔和緩。

刮痧的工具：砭石刮痧板，瘦臉的藥油。

操作方法：

1. 用刮痧板從翳風穴（耳垂後方凹陷處）沿頸部輕輕刮拭，這可以幫助我們的臉部氣血循環通暢，放鬆肌膚。因為連接我們頭部和身體的關鍵部位就是頸項，所以首先要先疏通頸項。

2. 從頰車穴向耳部刮拭，這樣能

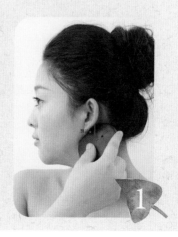

將臉部提升。

3. 從口腮部向耳下刮拭，刮的過程有種凸凹不平、酸酸的感覺。

4. 從嘴角向耳中，可以將嘴角下垂的肉肉往上拉提一下。

5. 從鼻翼往耳上輕刮，可以消除這個部位的法令紋。

6. 從眼袋到太陽穴輕刮，刮痧力道要輕，畢竟眼周皮膚較薄，會使眼尾的肉也向上提。

7. 額頭部位縱向刮拭。

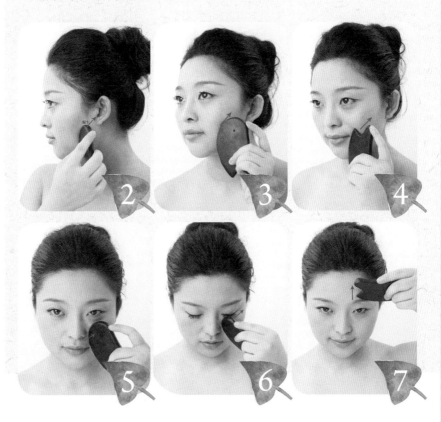

當你刮完半邊臉頰時，刮拭後的半邊臉眼尾向上提了，臉頰明顯改善了很多了，刮後面色紅潤，氣血改善了，並且很舒服。

　　臉部刮拭完畢後，我們接着做艾灸。我們的臉頰是被足陽明胃經包圍，胃經屬於胃，絡於脾；所以它和胃的關係最為密切，同時也關聯脾。每個人在出生後，主要依賴脾和胃運化水穀和受納腐熟水穀的作用，使得人體將攝入的飲食消化吸收，以化生氣、血、津液等營養物質，來供給全身臟腑經絡組織充分的營養，達到維持生命活動的需求。

美容小貼士
瘦臉面膜

　　優酪乳敷面，取2湯匙優酪乳＋少量麵粉，調勻，均勻的敷在臉上，15分鐘後洗淨，隔天一次，5次後，面部的肌膚會有全新的感覺。

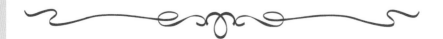

艾灸取穴

1. 天樞：腹中部，臍中旁開2寸；

2. 梁丘：大腿前，屈膝，髂前上棘與髕底外側端連線上，髕底上展2寸；

3. 足三里：小腿前外側，犢鼻穴下展3寸；

4. 豐隆：小腿前外側，外踝尖上展8寸；

5. 中脘：在上腹部，前正中線上，當臍上4寸。

大家堅持在這幾個重要穴位上艾灸，每個穴位10分鐘，不到一個月，你就會發現臉上的肉肉不那麼鬆了，這說明肌肉的彈性在恢復。

每星期艾灸足三里穴2次，每次灸15~20分鐘，艾灸時應讓艾條離皮膚大概2厘米或者兩指那麼高，灸到局部的皮膚發紅，並緩慢地沿足三里穴上下移動，感覺到疼就移開一些，不要燒傷皮膚就好。不僅臉上的肉肉緊緻了，臉色也變得有光澤了，整個人顯得精神煥發，精力充沛。

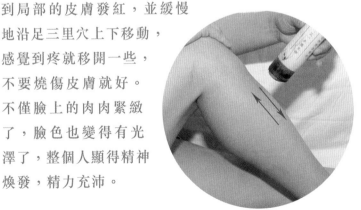

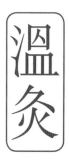

溫灸

與熱敷，減掉小肚腩

女性隨着年齡的增長，小肚子上的贅肉也不斷的增長，這令很多愛美女士煩不勝煩。我們的腹部上匯集任脈、沖脈、腎經、胃經、脾經，腹部的兩側是肝經和膽經；女性因為生理特性要「月事以時下」，女性又因性格稟性等諸多因素，往往月經不調，在腹部留下很多毒素。

其次女性屬陰，炎熱的夏季，女性穿裸露肚臍和腰背的衣服，再加上寒冷的食物，久而久之，給我們的腹部留下了隱患。經常看到女孩子臉上長紅紅的、密麻麻的痘痘，黯淡的黑斑，甚至很多女性年紀輕輕就子宮肌瘤、卵巢囊腫、乳腺增生、子宮下垂，所以很多女性因為小肚子上的贅肉去減肥，卻總也減不掉，或者暫時減小了，沒過多少時間又長出來了。這就是說腹部太寒涼了，腹部越寒冷，身體內在的問題就越嚴重。

我們女性要健康美麗首先腹部要溫暖，溫暖腹部的最佳方法就是多要「溫灸」與「熱敷」。

血遇寒則凝，遇熱則散。通過多個穴位艾灸肚腹可溫經散寒、除濕、消炎、鎮痛。艾灸的純陽之性可補虛，激發陽氣，使氣血運行加快，疏通閉阻於經絡中的壅滯，使經絡暢通、氣血充足，那麼一切病症可迎刃而解。能長期

堅持艾灸腹部的女性不僅局部起到調理治療作用，消脂減肥，同時還能達到全身整體的調理治療作用。

操作方法：

1. 買一些粗鹽，用純棉粗布包好縫製，做成鹽袋，放進烤箱加熱後放在小腹部，注意不要燙皮膚，鹽袋上面蓋上毛巾被，以防散熱太快，每次熱敷大約20分鐘。用鹽袋熱敷小腹，祛除小腹部的寒氣，對盆腔炎、痛經、宮寒等婦科疾病都是很好的，是有百利而無一害的自然療法。

2. 用砭石溫暖小肚子，用沸水將砭石加熱，乾毛巾將砭石上的水擦淨，溫暖的砭石在腹部經脈上輕柔滑動，隨後將溫暖的砭石擺放在中脘、肚臍、關元、天樞、大橫穴位上，停留10分鐘取下。

3. 在肚腹上艾灸也是簡單方便，只需要找到四個眼的艾灸盒就可以了。將艾灸盒固定，點燃艾條，灸火就會一點點滲透整個腹部。長期艾灸「肚腹」的朋友，不僅局部能達到治療作用，而且同時還能提高人體對疾病的抵抗力，防治風、寒、暑、濕、燥、火的侵襲。如此，減掉小肚腩就不是很難的事了。

 養生小貼士
腹式呼吸法減掉小肚子

　　腹式呼吸想必很多人都知道，想減肥的人，尤其是減掉小肚子，就要刻苦做一點腹式呼吸法。其方法很簡單：吸氣時，肚皮脹起；呼氣時，肚皮縮緊。堅持三個月，一定有回報。

刮灸結合

瘦腿利器

每到春暖花開的季節，很多女性就要減肥了。肥胖的原因很多，我們本節只針對普遍存在的一種肥胖——大腿肥胖的原因及調理的方法說一說。

有很多的女性哪兒都不胖，就是大腿粗壯，穿褲子不美觀，穿短裙子不好看；更糟糕的是夏天酷暑炎熱，大腿粗壯的女性因為穿裙子，大腿內側的肌肉就會摩擦，產生紅腫熱痛，很是痛苦。

那我們先看大腿上循行的經脈，大腿內側循行的是足厥陰肝經，大腿外側循行的是足少陽膽經，大腿的前面循行的是足陽明胃經。

膽經在每天子時23點到凌晨1點經氣最旺，當我們在子時沉睡時，膽經才能順利的幫助我們身體排毒；肝經是在丑時1點到3點經氣最旺，此時人從沉睡轉入深睡眠，肝經氣血充盈。

膽汁是肝的餘氣積聚而成的，只有肝的氣血充盈。肝的疏泄功能才能正常發揮，如此膽汁排泄暢達，並且開心快樂的幫助脾胃運化。

　　緣於上述原因，大腿粗壯的要調理肝膽經，使之疏通暢達，才會減少贅肉在大腿周圍堆積。

（一）大腿內外側的肥胖（外褲線的位置——膽經，大腿的內側——肝經）：

　　肝膽互為表裏，肝調暢情志，調暢氣機，七情會傷肝，肝失疏泄，體內的毒素排不出去，又會影響膽的功能，從而造成肝膽經的堵塞，形成大腿內外側的肥胖。

調理的方法：

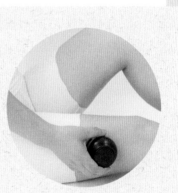

1. 調暢情志，保持心情的平和，舒肝理氣。

2. 晚11時前入睡，以養肝血。

3. 在大腿外側走罐，去除瘀堵，疏通經絡。

　　注意　大腿外側走罐會很酸，你要忍住，在膽經上走罐能將堆積的垃圾排出去的。

4. 溫灸膽經的帶脈穴（以肚臍為中心劃一橫線，以腋下起點劃一條分隔號，兩條線的交點就是帶脈穴）、風市穴（我們站立時雙手自然下垂、中指指尖在大腿上所點的凹陷處）。艾灸這兩個穴位是鼓動膽經的生發之氣，驅除寒氣與水濕之氣。

5. 刮推肝經，從大腿根部到膝關節。很簡單，每天晚上，將手握拳，用指關節順大腿內側刮推，可塗抹些潤滑油，開始刮推時會有些疼痛，咬咬牙堅持。堅持一個月你就會在不知不覺中發現你原來的褲子不磨了，褲子肥了，肝也得到了疏通、調整。

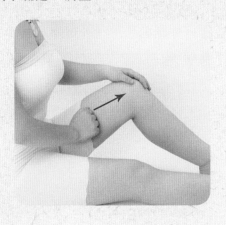

（二）大腿前面的肥胖

　　大腿前面是胃經。有的人思慮過多，思則傷脾，會影響脾對水液的運化，使水濕停滯在脾胃經而引起肥胖。還有很多女性不吃早餐，有的是因為早晨爬起來就急急忙忙趕往工作地點，經常誤了吃早餐；有的因減肥不吃早餐；取而代之的是一些蔬菜果汁、冰涼的飲品，長此以往，會消弱胃的功能，導致經脈阻滯，引起大腿根部肥胖。

　　胃經的經氣在辰時最旺盛，也就是早晨7點到9點，我們人體的陽氣在早晨5點到7點已經生發，到了辰時人體陽氣更加旺盛，所以此時吃下去的食物是最容易消化吸收的。

調理的方法：

1. 不吃零食及冰涼飲品、少吃甜食和油炸類食品。

2. 養成一日三餐，吃飯細嚼慢嚥的習慣。切勿吃宵夜，也不要省去早餐。

3. 養成不挑食、不偏食的習慣，食物品種應該多樣化。

4. 早晨7~9點是胃經當令的時間，此時一定吃早餐，使氣血有生化之源。

5. 將艾條點燃的一端靠近胃經上的梁丘穴、足三里穴，以疏通經絡，健脾強胃，排除水濕。

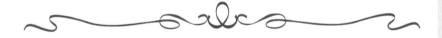

 養生小貼士
腿粗的原因

肥者，令人內熱；甘者，令人中滿；廢物不能及時排出，堆積於體內則為肥胖。過食肥甘厚味，亦可損傷脾胃，脾胃運化失司，導致濕熱內蘊，或留於肌膚，使人體臃腫肥胖。當然了，你的腿也就粗了。

看了這些，你已了解你大腿是哪一部位肥胖吧？那麼按這樣的方法堅持你就會看到效果了。若能長期堅持你就會成為一個健康又苗條的人了，而且不會反彈。

豐隆穴

不豐隆，實為減肥大穴

豐隆穴屬於足陽明胃經，豐隆是胃經的絡穴，絡有聯絡、佈散的意思，我們身體裏的十二經脈各有一絡脈分出，於是就有了絡穴，絡穴負責溝通表裏兩經，胃與脾相表裏，豐隆穴能調理和治療脾與胃兩大臟腑，並且豐隆穴是專門化痰降脂的大穴。

中醫認為，肥人多痰濕。為什麼肥人多痰濕呢？看看我們周圍肥胖的人，都是缺乏運動和偏嗜肥甘厚味；缺少運動或者不運動對脾胃的運化造成阻滯，因為不運動又過多的攝取肥甘厚味，造成這些食物或沉積在皮下，或沉積在腹腔裏，或沉積在肝臟裏。表現為舌苔厚膩，大便黏膩，腹脹，疲乏，眩暈等症狀，因此我們用善於化痰的豐隆穴來調理。

豐隆穴在小腿外側，外踝尖上8寸處，因為豐隆是絡穴，有疏通脾胃兩經的功能，按揉豐隆穴可使身體多餘肥肉流散掉，艾灸豐隆穴，可補充胃經正氣，可以調理全身氣機，達到消脂減肥的效果。

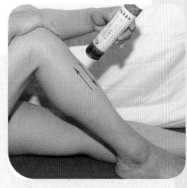

如何正確使用豐隆穴來減肥呢？

1. 用大拇指略微用力按壓穴位，以略感疼痛為準，按住5秒後鬆開，雙手交替互按3~5分鐘。

2. 將艾條點燃，距離穴位2~3厘米遠，從足三里沿胃經進行溫和循經灸。

3. 在豐隆穴上施以迴旋灸5分鐘，這樣灸火就會慢慢滲透，此時會覺得腳底有股熱流。

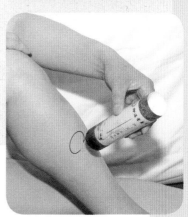

如果工作或者家務繁忙，可將艾灸罐固定在豐隆穴上，這樣工作和減肥兩不耽誤。

實際上，對於那些血脂高、肥胖的人來說，減肥是必須施行的一項重要內容，因此最適合其減肥的艾灸手法就是雀啄灸。

雀啄灸的手法：

在豐隆穴，用同樣的距離，手持艾條，下來的時候距離穴位比較近，抬起來的時候又變高，也就是一近一遠，一近一遠，如此循環，對穴位的刺激也就是強一下弱一下，強一下弱一下。灸的時間是10分鐘左右，以皮膚潮紅和灸火透達進去為度。

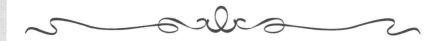

養生小貼士

早餐30分鐘後推拿

每天早晨辰時7點到9點，是足陽明胃經經氣最旺盛的時候，此時也是人體陽氣最旺盛的時候，早餐30分鐘後，用拇指點揉豐隆穴3分鐘，然後單方向向下順胃經的循行走向推搓，化痰祛濕，健脾和胃。

艾灸背部

告別虎背熊腰

虎背熊腰，是說人的背部和腰部脂肪太厚了，這個詞用在女人身上，就讓人很尷尬了。怎樣能擁有一個美麗的背影呢？那就要像愛護臉面那樣呵護你的後背。

自然界有個太陽，太陽普照大地，就怕烏雲遮蓋陰雨連綿，多日不見太陽，就叫大自然中的太陽病。人身之上也有一個太陽，太陽就是膀胱經，膀胱經就在我們後背。

膀胱經上有道風口，叫風門；秋天刮西風，涼颼颼的西風從風門直接進入肺俞，膀胱經失去了溫度，失去了溫煦，人就會得太陽病。

太陽病上行能引起腰椎腰脊不適，如果腰背出現了肌肉僵硬、肥厚這些狀況，就會引起胃脘不舒。胃怕冷，胃怕涼，當這些邪氣進入身體過多，吃飯就會不香，甚至常常還會出現

吃飯沒有胃口的狀況；最後就會引起血脂高、血稠、血壓高、血糖高這些疾病。總之，太陽病不及時調理就能引起五臟六腑的突變，引起五臟六腑的大病，後果不堪設想！

　　由此看來，腰背厚厚的脂肪和風寒有直接的關係，祛除腰背的風寒就要保暖，看看我們是如何來做艾灸、捏脊法升起膀胱經的太陽的。

（一）用艾火疏通背部的經脈：（30分鐘）

1. 溫通督脈的大椎穴：驅逐風邪，溫補陽氣。

2. 溫通督脈身柱穴：身柱穴位於背部正中第3胸椎下，灸火通過身柱使督脈強筋飽滿。

3. 溫通膀胱經風門穴：風門穴在第2胸椎下兩邊各旁開1.5寸處，也可用隔薑灸。用鮮生薑片，溫灸風門驅寒溫經的作用較強，如果體質比較虛弱，溫灸的時間為20分鐘，調理一段時間，身體改善了，再按原時間施灸。

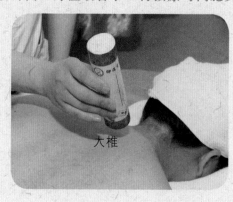

大椎

（二）後背用捏脊療法

捏脊療法：人俯臥位在床上，裸背。施術者用雙手（拇指與食指合作）將脊柱中間的皮膚捏拿起來，自大椎穴開始，自上而下，連續撚動，直至骶部。由上而下反覆推摩5~6遍。

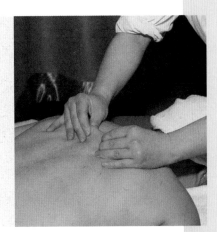

（三）艾灸腰背部（60分鐘）

要用特製的粗艾條，方便操作，簡單，效果好。

1. 艾灸督脈，循經灸，三個來回。

2. 艾灸膀胱經，循經灸，三個來回。

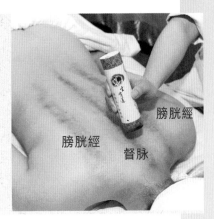

膀胱經
膀胱經
督脉

重點穴位：命門、腎俞，重點灸。

適合人群：體內寒濕重的，長期坐姿工作的，後背疼痛僵硬的，酸痛的，有風吹感的，背部、腰部肥胖的，身體沉重的，容易困乏的，容易浮腫的任何人群適用。

艾灸

加艾油，排出毒素

我們人體內最大的膀胱經，是最重要的掌管人體排毒的通道，同時也是幫助身體抵禦外界風寒侵襲的重要屏障。如果膀胱經能夠保持健康通暢，外寒就很難入侵到體內，內毒也能及時地排出體外，身體也就會隨之變得健康。因此，我們要打通膀胱經來進行排毒。

所謂「打通」，就是讓更多的氣血流入這條經絡。腎與膀胱關係密切，腎臟可以給膀胱經提供能量。膀胱經只是個通道，需要腎氣的支援才能完成禦寒、排毒的功能。

如何打通膀胱經呢？

首先，艾葉泡腳，艾葉具有祛寒、活血功能，使腳底穴位全部打開，艾葉的溫熱從腳部往上延伸。很多人會感到一股溫熱從足部一點點往腰部蔓延，此時背部會微微出汗，這是排毒的表現。

女中醫教你艾灸養顏

第二步，將艾油，均匀塗抹在背部膀胱經上，艾油是艾草提煉出的。中醫認為，人體疾病大多是由經脈不通造成的，艾本身有活血通經、祛寒祛濕、化瘀止痛的作用，能幫助調理身體。

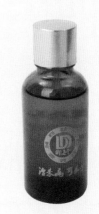

第三步，點燃的艾條，在腰部、背部、腹部、腿部先後選取命門、肺俞、腰俞、中脘、神厥、關元、足三里等幾個穴位施以懸灸，依次開始操作。有些穴位艾灸時沒有明顯感覺，這是經絡不夠暢通的表現，而經絡暢通處的穴位則能感覺到熱力慢慢向周圍彌漫開。有的有刺痛感，有的有癢的感覺，這些都説明灸時的熱力能將穴位打開，把艾條和推拿時所用艾油的藥力進一步送入人體經絡內，將體內的風寒濕等毒素排出。

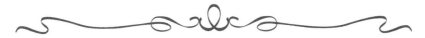

養生小常識
讓排毒更順暢，吃青色的食物

按中醫五行理論，青色的食物可以通達肝氣，起到很好的疏肝、解鬱、緩解情緒作用，屬於幫助肝臟排毒的食物。推薦檸檬，做成檸檬水，直接飲用就好。

四大穴 常灸

讓女人青春永駐

女性體質為陰性，容易因寒邪而生病。

寒邪會使我們的面色發白、發暗、發黑。寒邪會讓我們反覆的口腔潰瘍，寒邪會讓女性長斑長痘，寒邪會讓我們越來越肥胖，等等。

女性身體上有四個穴位是非常重要的：

 1. 關元穴

位於臍下3寸，這是任脈經過的地方，主管女性的生殖。

女性尤其要特別關愛關元穴，這是人體補元氣的穴位，不僅是任脈經過的地方，又是足太陰脾經、足少陰腎經、足厥陰肝經與任脈的交會穴。又是小腸經的募穴，在關元穴經常艾灸，借助艾灸的火力，能驅散腹部寒涼之氣，溫通經脈，壯一身之元氣，是我們身體裏不可多得的保健要穴。

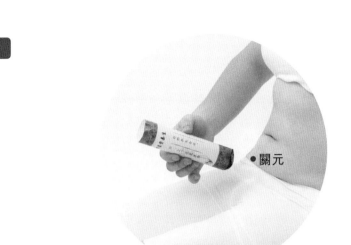
●關元

　艾灸關元時，採用艾條溫和灸，將艾條的一端點燃，手持艾條對關元部位，距離皮膚大約2到3厘米熏烤，使關元穴及周圍部位有溫熱感，每次用艾條灸15分鐘；可根據自己的身體狀況選擇節氣灸或隔日灸。

2. 血海

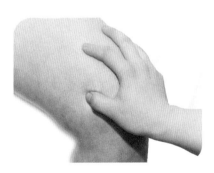

　這個穴位很好找，掌心蓋住膝關節，五指自然向上張開，拇指端下面就是血海，這是脾經經過的地方；脾胃氣血生化之源，又有統攝血液的功能，因此能夠調理女性婦科疾病，很多女性因為月經不調，閉經導致身體肥胖，艾灸血海可以迅速補充女性體內的氣和血，從而達到氣血通達，身體舒暢。

　每天上午也就是巳時9點到11點是足太陰脾經經氣最旺盛的時候，這時用拇指點揉血海穴3分鐘，力量不

要太大，有酸脹的感覺就可以了。

艾灸血海也最好在這個時間裏，因為此時是人體陽氣上升階段；艾灸血海每次15分鐘，隔日灸，每個月連續艾灸5到7次。

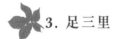

3. 足三里

選擇養生保健穴位，首選足三里穴。《四總穴》歌：「肚腹三里留」。民間諺語「若要身體安，三里常不乾」，這句話的意思就是如果想要身體健康，就要使足三里經常保持濕潤的狀態，其實就是在足三里穴用艾柱直接灸，也叫化膿灸。

現代社會大多採用溫和灸，操作時將艾條的一端點燃，對穴位，距離2到3厘米處，有溫熱感就行，每次艾灸15分鐘，隔日灸一次，每個月連續艾灸5次即可。

4. 三陰交

位置在小腿內側，當足內踝尖上3寸處。

肝、脾、腎三條陰經都要從這裏交會。

女性屬陰，寒邪、濕邪極易侵襲女性身體，造成女性身體寒濕較重。因為體內寒濕偏重，很容易使經脈痹阻，出現月經紊亂，身體乏力，關節酸重，腹部脂肪堆積，肥胖等；所以最好學會艾灸，如果能夠經常的用艾條溫和灸三陰交，女性會因為健康美麗，從而笑顏永駐。

操作時，把艾條一端點燃，對穴位，距離2到3厘米處緩緩旋轉繞圈進行溫和灸，直至局部發紅為止。

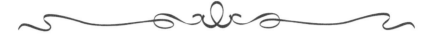

養生小常識
抗毒食品：山藥

　　山藥不僅滋補脾肺，而且以滋補腎為主，經常吃山藥可以增強腎臟的排毒功能。拔絲山藥是很好的一種食用方法，用焦糖「炮製」過的山藥，補腎抗毒的功效會相應增強。

第四章

艾灸

女性日常保健法

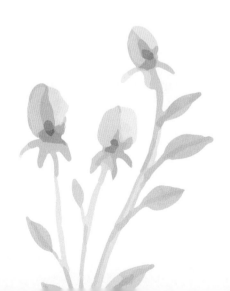

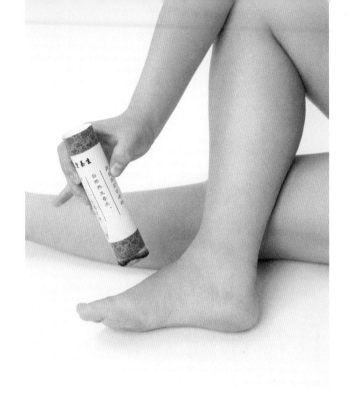

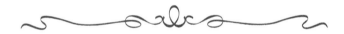

大家都知道補腎對子宮好，但實際上補命門就是在補腎，而艾灸命門就是在用艾的熱力徐徐從命門進入體內，補充腎臟的能力，與此同時還可以補養其他四臟。人都說子宮養的好的女人面色皮膚就好，與其消費高額的化妝品在面部，真的不如天天在命門艾灸，從根本上滋養，讓我們女人真的從內向外的透出明潤光澤。

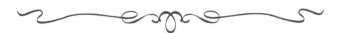

艾灸命門

女性日常保健妙法

不少人覺得四肢清冷冰涼，小便清長，夜尿多，腰酸腿軟，睡覺總是睡不暖和，其實這就是中醫裏所說的「命門火衰」之象。這時用艾灸命門的方法保健是最好的。

命門是督脈上的穴位，督脈是人體陽脈之海，有調節人體全身陽氣的作用。我們經常看到老中醫給小孩子捏脊，捏脊就是用拇指與食指、中指捏起後背正中的肌肉，一路向前捏推進，來回五次，背部就微微出汗了。很多小孩子因為脾胃功能虛弱，用捏脊的方法來升騰脾胃陽氣，我們成人也可用捏脊療法來疏通督脈，激發和調動全身陽氣，陽氣足，身體就健康。

命門，顧名思義為生命之大門，它是人體諸多穴位中唯一一個以「命」字命名的穴位，由此可見它的特殊性和重要性。而給予它這個名字並不是歷代醫家的偏喜，而是因為它不僅上通心肺，中通肝脾，下通腎臟，還上貫於腦，外連經絡。

命門在人體背後正中線，也是在人體的腰部，腰為腎之府。腎在五行中和水對應，中醫認為水屬於寒涼，所以，腎水需要陽氣的溫熏，這裏的陽氣就是腎陽；而命門就是腎陽藏身的地方，也就是命門之火。

命門還是人體藏精之處，古人認為命門在女為產門，在男為精關。也就是說命門跟腎臟一樣，都主管身體的生殖。換句話說，也就是命門聯繫我們女人的子宮。

子宮對女人的重要性，不言而喻。大家都知道補腎對子宮好，但實際上補命門就是在補腎，而艾灸命門就是在用艾的熱力徐徐從命門進入體內，補充腎臟的能力，與此同時還可以補養其他四臟。人都說子宮養的好的女人面色皮膚就好，與其消費高額的化妝品在面部，真的不如天天在命門艾灸，從根本上滋養，讓我們女人真的從內向外的透出明潤光澤。

命門穴位於人體的腰部，當後正中線上，大家在腹部上摸到肚臍，肚臍正對應部位就是命門穴。指壓時，有強烈的壓痛感。

簡易取穴法：因為命門和我們的肚臍眼是前後相對的，所以我們在找該穴的時候，只要以肚臍為中心圍繞腰部做一個圓圈，這個圓圈與背後正中線的交點處就是命門穴。

灸治方法：灸命門保健身體時以清艾條溫和灸法為好。

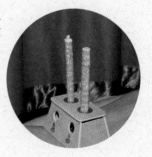

（一）自己艾灸法：俯臥位，艾灸盒置於命門穴，大約20分鐘後可感到腹內有熱氣升騰，即是命門之火溫暖的徵象。

（二）他人艾灸法：即將清艾條的一端點燃後，對準命門穴隔薑熏灸。艾條距離皮膚2~3厘米，使局部有溫熱感不灼痛為宜，灸致局部皮膚產生紅暈為度，艾灸的時間最好從冬至這個節氣開始，一直到立春結束，每星期灸兩到三次。

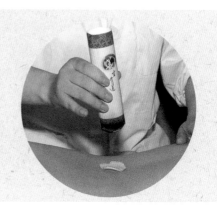

冬至節氣是一年中陰陽的重要轉折，就是「冬至一陽生」，艾灸命門就是接陽氣升發，再依靠艾灸的助陽功能，達到神奇的效果。

這種方法對於女性手腳冰涼、中老年人關節怕冷、尿頻尿急等諸多陽虛症狀都可以起到很好的緩解作用。日常保健可以每次灸15分鐘左右，每周灸一次。

養生小知識
常搓命門

時常用手掌心去搓命門，搓到發熱即可。因為手掌心的勞宮穴是火穴，可以添加命門之火，壯大生命的火力！

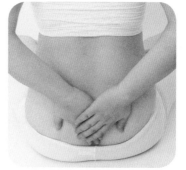

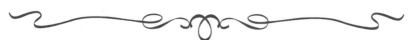

隔薑灸

調理陽虛最貼心

由於生活現代化，尤其是冷氣普及，致使很多因陽虛而致病的例子，這其中最常見的包括：頭痛，慢性鼻炎，反覆感冒，無故拉肚子，高燒，小孩子的哮喘病，以及女性痛經、宮寒、產後病等。

人的一生本來就是陽氣消耗的一生，面對現代人普遍陽虛的現象，隔薑灸就是我們自己最貼心的醫生。

隔薑療法堪稱中醫一絕。隔薑灸療法是在艾條與皮膚之間隔一薑片進行施灸，以防病治病和保健的一種治療方法。

隔薑灸療法是這樣操作的：

將鮮薑切成3~4毫米厚的薑片，用針刺許多小孔，以便熱力傳導。手持艾條，採用懸空

艾灸，一般灸到病人覺熱，局部皮膚紅暈汗濕為度。剛開始的時候感覺灼痛，可將薑片稍提起，然後重新放上。有這樣的灼痛並不是真熱，是薑性刺激的緣故，所以開始，如疼痛難以懸灸的時候，艾條燃燒端距離皮膚可稍遠些，並移動薑片，也可在薑片下填紙片再灸。

來看看胃病是怎樣採用隔薑灸的，尤其是虛寒性胃痛，是現在非常典型的冷氣致病的一種。

我們取中脘(臍上4寸處)、內關(手腕內側正中上2寸處)、足三里(外膝眼下3寸處)。把生薑切成0.2寸厚的薄片置於以上各穴，將艾條點燃，在薑片上施灸。每穴可灸5~10分鐘，大約灸45分鐘，每日一次。

隔薑灸療法需要注意：

1. 選用新鮮的老薑，最好現用現切，用牙籤將薑片刺成小孔，有利艾火滲透。

2. 薑，辛溫，屬於熱性食材，所以薑片不要切太薄，薑片過薄會有灼燙感，既達不到隔薑灸的療效，又會讓患者產生恐懼害怕的感覺。也達不到理想療效。

3. 薑片也不要過厚，過厚使艾灸的火力不能透達皮膚、經脈穴位，同樣達不到理想效果。

4. 隔薑灸時，有疼痛感，要挪動薑片，抬高艾條，使艾的灸火緩緩進入身體，驅散病邪，達到養生保健的目的。

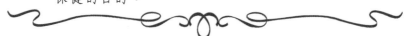

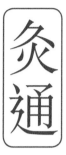

沖任二脈，更有女人味

據《黃帝內經》說，女子「二七天癸至，任脈通，太沖脈盛，月事以時下」。二七也就是 14 歲，女孩到了 14 歲，任脈通了，太沖脈也開始壯大，這時就開始來月經了。

每個月按時來月經的重要條件就是「任脈通」。經常看武俠小說的人對「打通任督二脈」這句話應該很熟悉，其實任脈是行走在我們腹部正中的一條經絡，屬於奇經八脈裏的一支。它起於丹田，就是小肚子。腎精在丹田裏面化升，然後走到人體的體表。

我們知道了任脈是行走在我們腹部正中的一條經脈，我們再來關注任脈的幾個重要穴位。

中極：臍下 4 寸，足太陽膀胱經的募穴

關元：臍下 3 寸，手太陽小腸經的募穴

石門：臍下 2 寸，手少陽三焦經的募穴

中脘：臍上 4 寸，足陽明胃經的募穴

膻中：兩乳之間，手厥陰心包經的募穴

什麼是募穴呢？「募」，有聚集、匯合之意。就是臟腑之氣，匯聚於胸腹部的腧穴，稱為「募穴」，又稱為「腹募穴」。募穴就是強勁有力的穴位，這麼多強勁有力的穴位匯聚在任脈上，任脈氣血充盈，一定要暢通！

太沖脈指的就是沖脈，它從丹田，也就是從腎精化出來的。它從會陰出來，沿任脈兩側往上走，走的就是十二正經裏面腎經的路線。

沖脈走到胸口，散佈於胸中，所以，沖脈跟女人的月經以及乳腺第二性征的發育有直接的關係。如果一個人的沖脈氣血足的話，她是不用擔心第二性征的問題的。

除了散佈到胸中外，沖脈還往上走，環繞口唇。女人如果閉經了，不來月經了，她的氣血就不往下流了。

沖脈是女性的幸福之源，它氣血足了，女性就會一生幸福。

那麼，用艾灸如何來調養沖任二脈呢？

如果是給別人做，可取仰臥位；給自己做，則取仰靠臥較為方便。先將小腹部裸露在外，將燃好的艾條置於小腹上方，離身體保持2~3厘米左右，或者距離身體皮膚的遠近可依據你自己的感覺而定，沿任沖二脈的線路做上下移動的灸法。怎樣的效果最好呢？就是以有熱感而不灼傷皮膚為宜。灸的時間以熱感能透入腹內，有如沐浴春日陽光般的溫暖舒適為度。要注意的是，灸時一定要常彈掉艾條上燃燒後的灰，不然灰掉落在腹部會灼傷皮膚。

堅持這樣艾灸便可使丹田之氣沖盈，任沖兩脈旺盛，對於預防一些婦科疾病是很有好處的。

艾護腰部

決定健康的區域

女性要想塑造纖纖細腰，保持腰部的健康是塑造小蠻腰的基礎，日常生活中，我們總是忽略腰部的健康，夏季炎熱時，經常有女性穿低腰褲，露背裝；此時的虛邪賊風乘機侵入，腰部就容易感受寒涼，極易導致患上婦科疾病。

還有很多女性由於工作關係，比如教師、理髮師、店舖銷售員等，由於長久站立，腰部持續受力，導致腰肌勞損引起腰痛。

月經期、生孩子等都會損傷腎氣。因此，女性應該時刻注意腰部的保暖。腰部保暖至關女性健康，如今的愛美女性，即使在冬天也要穿短衣服、低腰褲、涼鞋，讓自己看起來更清

爽苗條。寒冷的冬天讓女性的腰部「很受傷」，而大多數女性往往會忽略對腰部的關愛。這也是造成那麼多女性痛經的原因之一，所以女人護腰很重要。

民俗諺語：「寒從腳底生」，有些女孩子愛美不愛命，寧要風度不要溫度，年輕時還好，到了一定的年齡，關節炎、盆腔炎、痛經、月經不調甚至不孕症就會找上門來。腳底一定不能涼，否則也易導致腰疼。

想要「護腰」的女性要做到以下幾點，以防疾病纏身。

1. 空暇時用拇指指腹仔細在腰骶部觸摸，如發現有壓痛的硬結，則以指腹揉壓2至3分鐘。每天可多次進行，有舒筋活絡、促進局部血液循環、改善腰痛的作用。

2. 最常用的護腰方法就是將雙手搓至發熱，放到腰部，以促進血液循環。不妨試一試。

3. 艾葉泡腳，水溫不能太熱，以40℃左右為宜，泡腳時間也不宜過長，以半小時左右為宜。泡到微微出汗是最好的。泡腳的容器最好用木盆。

4. 艾灸腎俞穴：第二腰椎棘突下旁開1.5寸處，強壯腎氣；八髎穴在腰骶部，又稱上髎、次髎、中髎和下髎，左右共八個穴位。

5. 從腰部到八髎穴搓熱，用雙手來回上下揉搓，抹點艾油，搓的面積盡量擴大到整個後腰部，從命門、腎俞開始，一直到八髎，甚

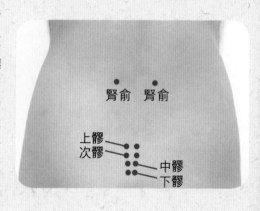

腎俞　腎俞

上髎
次髎
中髎
下髎

至長強。腰為腎之府，雙掌摩擦腎府；點燃艾條放到艾
灸盒，熏烤20分鐘。直到後腰部發熱，滲透到腹部效果
最好。

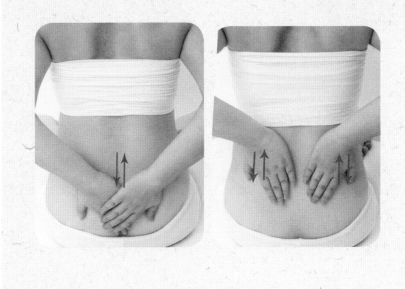

養生小貼士
最佳調理時間

調理時間最好按照中醫子午流注的時間推算，酉時
17：00~19：00時是腎經氣血流注和開穴時辰，此時艾灸
推拿效果最好。根據子午流注推拿可提高艾灸推拿效果。

溫暖背部

驅散畏寒症

一位處在更年期的女士，一直被背部寒涼困惑，總感覺背後像被涼水一樣侵過，一股透骨的涼；冬天睡覺離不開電熱毯，白天手上不離暖手袋，時間一長又上火，夏天暑熱天別人都在用冷氣降溫，她還要穿毛衣，甚至還要曬太陽。這是一個讓醫生非常頭痛的病症，我建議她拔罐、走罐、艾灸，她說怕冷，在大家堅持勸說下才肯將後背裸露俯臥。

我們先將艾油塗抹在背部督脈和膀胱經，雙手掌共同搓揉背部，將背部搓熱後，用閃火法將砭石罐吸拔在後背，力度以耐受為度，沿她的督脈和膀胱經緩慢勻速走動。

中醫認為：督脈主一身之陽，在督脈走罐通脈升陽，足太陽膀胱經，全身五臟六腑俞穴都在膀胱經，因此有「臟腑有疾求之於膀胱」之說。膀胱與腎相表裏，腎經有病可以取膀胱經調理，人體的寒濕濁氣最容易積聚在膀胱經，膀胱經是人體最大的排毒通道，所以調理此處對全身臟腑都有益處。

開始走罐時，她痛得難以忍受，說明後背瘀堵的很

嚴重，慢慢的背部吸拔的罐印由潮紅逐漸加深，最後都接近黑色了。

走罐後，對背部施艾灸溫通療法。

部位：督脈、膀胱經。

方法：艾灸一支，沿背部經脈順經而灸，灸完為止，每日一次。

艾灸背俞穴的作用：背俞穴是臟腑之氣輸注之處。用陽氣灸陽位，可治療五臟六腑虛損。

「天之大寶，只此一丸紅日；人之大寶，只此一息真陽」。如大家熟知的冬病夏治對咳喘的治療，許多穴位就是採用背俞穴，也是夏天用陽之位補陽的重要場所。

灸了10分鐘，她的背部有了暖和的感覺，又做了幾分鐘，有痛的感覺，此時寒氣正在被灸火逼出來，二十多分鐘後，一種久違的溫暖感覺又回來了，這種感覺持續了好長時間，為了鞏固療效，我讓她堅持做了五次，畏寒症大大改善。

其實，這種畏寒症在中年女性中較為多見。使用艾灸背俞穴療法可補陽氣，治五臟六腑之虛損。但由於穴位較多，如何準確對背俞穴實施艾灸療法，建議在家使用艾灸背俞穴療法前，應提前與專業人士溝通。

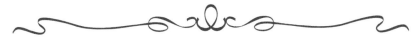

養生小貼士

適當出汗

這是祛寒的好方法。不管是運動後出汗，吃了溫熱食物而出汗，還是泡腳後微微發汗，都可以達到祛寒的效果。

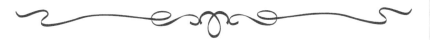

養生祛病

灸合谷

在全身數百個穴位中，合谷穴的治療範圍最為廣泛，具有全身的治療作用，可以說是神通廣大，是您隨身攜帶的藥箱。

合谷穴，是手陽明大腸經的原穴，就是大腸經元氣經過和留止的地方。由於合谷穴作用顯著，取穴和操作方便，適應範圍廣泛，故被歷代醫家推崇為廣普良藥。合谷穴既然如此的神通廣大，那麼在我們的日常生活中應該怎樣利用它防病治病呢？

首先它是一個止痛穴，因為這個穴位經氣旺盛，止痛效果好，所以它就好像我們身體上的「止痛片」，幾乎一切痛症都可以找合谷穴來解決。這是合谷穴的一個重要特點，不管遇到什麼原因的痛症，都可以用這個穴位來止痛。

其次，經常艾灸合谷穴，養顏美容：

所謂「面口合谷收」，即是說凡是頭部、面部的疾病，通過刺激合谷穴都可以得到緩解和治療。

美容醫師借用合谷穴治療頭部和面部疾病的功能，將合谷穴應用於顏面五官的損美性病變中。如治療黃褐斑、痤瘡、酒糟鼻、皮膚過敏等疾病，都同樣收到了很好的效果。

而且，合谷穴就是您手邊的腸胃藥：

如果您經常噁心、嘔吐、腹脹腹痛、腹瀉，您就艾灸合谷穴吧！它能寬中理氣，引濁氣下行，全方位調理您的腸胃。

如果您經常食慾不振，不消化，您也可以艾灸按摩合谷穴，它能通腸化氣，清理腸排除腸內毒素，促進食物殘渣儘早排出體外，增強腸動力。

持之以恆的艾灸按摩合谷穴，可以有效地預防腦中風，預防、治療高血壓。

艾灸的方法為：

選擇艾條溫和灸，按摩合谷穴兩分鐘後，點燃艾條，手持懸灸，每天一次，每次10分鐘。

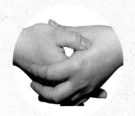

中國著名經絡專家祝總驤曾說：如果您每天按摩合谷穴，每次兩分鐘，您這一輩子就得不了腦中風，不會得腦梗塞、也不會得腦出血什麼的。

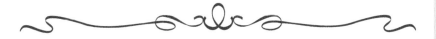

 養生小知識
合谷穴主潤澤

合谷。合，聚也。谷，兩山之間的空隙也。合谷穴意指大腸經氣血匯聚於此並形成強盛的水濕氣場，合谷穴主潤澤，凡是顏面皮膚暗黃、粗糙都可選用兩手交替按摩合谷穴。

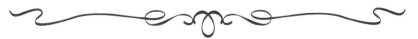

補氣補血

用「太淵」

女性因其特殊的生理周期最易出現氣血虧虛了，而中年女性又因社會和家庭的壓力過大，更容易造成氣血虧虛，表現為長期失眠、月經不調、眼圈發黑、面色蒼白、身疲乏力等症狀。如果長期得不到有效的補益氣血，有些女性經常還會表現為畏寒肢冷，尿頻尿多。有些人明明只有30歲可看上去卻像50歲的人了，就是因為得不到及時的調理造成過早的衰老。

太淵穴屬於手太陰肺經上的腧穴。肺朝百脈，脈會太淵；肺主氣、主呼吸，氣為血之統帥，所以在人體的穴位中佔有非常重要的地位。太淵穴的形態猶如山洞深淵，而此穴位的氣血就猶如流淌在山洞的溪水。太淵穴對於身體虛弱、氣不足、講話有氣無力、面色蒼白、脈搏微弱，嚴重時甚至幾乎無法觸及到脈象的「無脈症」，都具有很好的改善效果。

太淵穴，屬於手肺經經脈上的穴道。手掌心朝上，腕橫紋的橈側，大拇指立起時，有大筋豎起，筋內側凹陷處就是這處穴位。

肺主氣，肺朝百脈，肝在丑時將血液更新後，肺在寅時將血液輸佈全身，肺經的經氣旺在寅時，即在早上3~5

點。寅時經脈氣血循行流注至肺經，肺有病的人經常會在寅時醒來，這是氣血不足的表現。

那什麼時間調整肺經好呢？

當然是在肺經最旺之時按摩最好，但此時是早上3~5點，是睡眠的時間。由於「五臟有疾，當取之原」，選取肺經的原穴，穴性屬土，土為金母，肺屬金，虛則補其母，在上午9~11點足太陰脾經當令的時段進行艾灸調理。

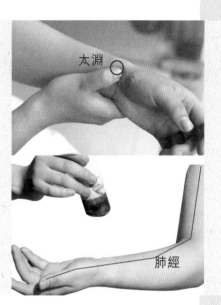

1. 用拇指按壓穴位後，點燃艾條對準穴位雀啄灸，能夠治療氣不足、無脈症。

2. 對流行性感冒、咳嗽、氣喘、乏力、胸痛等病痛可選用循經灸，沿肺經的經脈來回懸灸。

3. 患有失眠者，長期按壓這處穴位，能有很好的調理保健的效果。

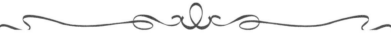

 養生小知識
晨起揉揉太淵穴

肺經和大腸經表裏相合，因為肺經當令的時候我們正在睡覺，所以太淵穴我們可以放在氣血流注大腸經的時候，也就是卯時、早上的5~7點來刺激，這樣會比一般時間效果好！你可以在每天早上醒來之後、起床之前的這段「緩衝期」內，在被窩裏花10分鐘先揉揉這個重點穴位。

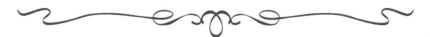

健脾和胃

迴旋灸

中醫養生理論認為，養生要順時，就是順應自然；自然界裏有春、夏、長夏、秋、冬五個季節，人體有肝、心、脾、肺、腎五臟對應。

長夏，就是高溫、高熱，就是濕氣很大，我們在長夏的季節裏，就如同在桑拿館裏蒸桑拿，又濕、又熱、又悶，讓人感覺一呼一吸都是熱的。這就是季節氣候的變化導致人體發病的原因之一，也是中醫所說的「六淫」之一。

這種濕邪侵襲到人體，身體就會有頭重、乏力、早晨起床口裏發黏、人在排便時總是不爽、大便黏膩，還有人出現爛腳丫子、腳氣等重濁、黏膩的現象。

脾與胃對應長夏，脾胃後天之本，氣血生化之源。脾主運化，胃主受納，全身營養精微全靠脾胃的運化轉輸，若胃不和，後天營養匱乏；脾不健運，水穀精微不能佈散，體內的正常代謝出現障礙、停聚而生濕、生痰，影響氣血的運行，引發各種慢性疾病。

人要健康長壽，就要順應四時，保護好脾胃。

如何用艾灸來調和脾胃？

主要選擇脾俞、胃俞、中脘、神闕、足三里這幾個穴位。

對於調和脾胃，我們選擇迴旋灸。

具體手法是，點燃艾條之後，與皮膚達到2至3厘米左右的距離，然後在穴位的上空，像旋轉圈一樣，以柔和的速度慢慢旋轉，在經脈上順經脈的方向，在一條線上圍繞轉圈操作。根據個人情況，感覺到熱力滲透進去就可以了。

用迴旋灸與雀啄灸於脾俞、胃俞穴。

開始灸時感覺背部皮膚溫熱舒適，5分鐘後感覺熱力滲透，整個胃裏暖洋洋的，15分鐘後稍感皮膚灼燙。

對神闕穴施於迴旋灸與溫和灸。

開始灸時，感覺灸火呈一根線樣向腹內傳導，5分鐘後慢慢由線變成球狀，在腹內熱球越來越大，10分鐘後熱球擴散至整個腹部，並熱力沿任脈向上傳導，此時感覺膻中穴附近熱力是彌漫的，十幾分鐘後，全身暖和倍感舒服，全身輕鬆。

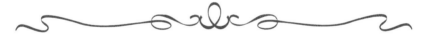

 養生小知識
揉腹法

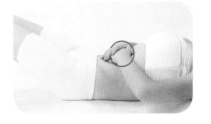

選擇入睡前和早晨起床前進行，排空小便，洗淨雙手，取仰臥位，雙膝屈曲，全身放鬆，左手按在腹部，手心對肚臍，右手疊放在左手上。先按順時針方向繞臍揉腹50次，再逆時針方向按揉50次。按揉時，用力要適度，精力集中，呼吸自然，持之以恆，一定會收到明顯的保健效果。

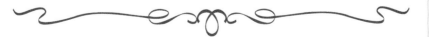

掃除寒濕

艾葉泡腳

||||||||||||||||||||||||||||||||||||||||||||||||||||||||||||||||||||

　　雙腳美麗的女人很性感，擅於養腳護腳的女人不僅性感更懂得把握健康、享受生活。古代貴族非常講究足部保養，《黃帝內經》中已有雙足是「第二心臟」的說法，清朝《御醫手稿》中也記錄了帝后們的沐足秘方。在中醫看來，我們的身體是一棵大樹，面目五官、皮膚頭髮是茂盛的枝葉，體內經絡是吸收、運送養分的莖枝，雙足則是樹木的根基。「養樹需護根，養人需護足」。

　　泡腳是我國傳統習俗，幾乎每個人都做過。可是現代人卻越來越忽視老祖宗傳下來的習俗，有句老話說的好：「樹枯根先竭，人老腳先衰」。人的腳就好比樹的根，而樹根對樹有多重要就等同於腳對我們人有多重要一樣。

女中醫教你艾灸養顏

故有人説「晨起三百步，臨臥一盆湯」。其實對於我們現代都市人，泡腳尤其顯得更加適合。因為一方面工作的繁忙讓我們下班後已經筋疲力盡，無暇再去做任何對身體有益但是複雜的事情。但是泡腳只需打上一盆熱水，簡單易行。另一方面現代都市人亞健康極其廣泛和嚴重。生存的壓力使現代人已經不能日出而作，日落而息了。

現在科技的飛速發展，誕生了冰箱、冷氣（空調），但使我們也無法感受到春夏秋冬的氣息。巴士、地鐵、汽車等一系列交通工具的完善，也讓我們失去了行走鍛煉身體的機會。總之，現代的生活方式嚴重地打亂了我們身體跟自然的接軌，讓我們違背自然的要求，時間長了怎麼會不生病呢？而寒、濕就是我們體內聚集最為多的。

早在千年前張仲景的《傷寒論》裏面就已經闡述過，寒為萬病之源。但是現代人身體寒重，由寒積聚成濕，所以大部分人的身體不單單只有寒，而是寒濕夾雜，同存於體內。所以，現代人不是僅僅掃除寒，而是掃除寒、濕。

艾葉泡腳就是一個很好的驅除體內寒濕的方法。

艾葉泡腳方法：取50克艾葉（一把即可），放在鍋內加水，水開後再熬10分鐘熄火，倒入木盆中，等水溫到40度左右泡腳開始，使用木盆泡腳，木盆散熱慢，另外，木盆泡腳水最好沒過三陰交穴位上。一直泡到全身微微出汗，泡腳結束。

春夏養陽

疏通心包經

人人都認為心臟是人體重要的器官，故認為心臟外有一層膜保護心臟，而此膜即稱為心包。因此，心包有保護心臟、使心臟機能正常運轉的功能。

看了李可老先生的《圓運動》發現按揉艾灸心包經也是扶陽，手厥陰心包經屬相火，主降，此經相火不降，名為心包相火逆行，很容易出現心臟不適，如心煩，心跳，心慌甚至心痛等心臟諸症；同時手足心煩熱甚至全身煩熱，手心勞宮穴屬心包經，此經相火（陽氣）不降故發熱，常在晚上難以入眠，但欲寐而不能寐（很想睡但睡不着），即使很想睡也是迷迷糊糊的半夢半醒狀態，早上起來人很疲累，頭腦不清等。若這樣惡性循環，很容易導致中醫所説的「虛勞症」，

表現為嚴重的氣血兩虧，人的元氣特別虛弱，一天到晚都覺得很累，幹一會兒活就要停下來休息，沒有耐力堅持的那種人。所以相火不降的問題導致了很多人的疑難雜症，這種體質者在現代人中相當多見，多表現為「上熱中虛下寒」的體質格局。當出現這種情況時，不是一下子能調理過來的。

我的體驗是要有耐性堅持一段時間認真調理才能漸見好轉。

養生館有一位60歲的李阿姨，就是很典型的「上熱中虛下寒」。按照《圓運動的古中醫學》：「小滿至小暑的熱，稱為相火」，小滿至小暑這個時段對應一天的時間是上午10點~下午1點。我們要求李阿姨堅持在這個時間來養生館按摩心包經，再揉按大腿內側的足厥陰肝經和心經，並同時艾灸心包經上的內關、大陵、勞宮穴，調理的過程中會出現打哈欠和流眼淚，這些都是正常的，經過一段時間後，本來一直很困的李阿姨經過一段時間的調理，睡眠品質已經明顯提高，身體的疲勞慢慢消失，人就顯得很輕鬆，而且頭腦清明了，還能健脾胃補中氣。

辦公室的白領們若常在中午很累，就可以用艾灸刺激勞宮穴，也會出現頻打呵欠不斷流眼淚的反應，然後疲勞盡消；所以在中午心經運行旺盛的這個時段艾灸勞宮穴或按摩刺激心包經，能收事半功倍之效，所以有睡午覺習慣的人就能體會此法的好處。若能有空時堅持足底艾灸湧泉穴，則功效更佳。

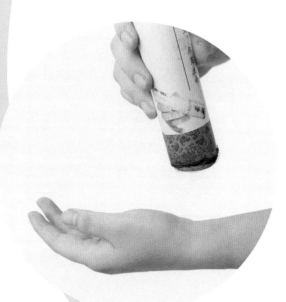

夏至

艾灸至陽穴

在中醫養生理論中，夏至是陽氣最足的時節；這個時候，要順應夏季陽盛的特點，注意保護身體的陽氣。《黃帝內經》在夏季的養生原則是：夏三月……夜臥早起，無厭於日。說的就是夏天陽氣足，可以晚點睡早點起，充分享受夏季給我們帶來的陽氣，還有就是不要討厭太陽；現代社會冷氣時代，不論是商場還是超市，都有冷氣；即使是偶爾走在街上，也有專門的防曬衣服、遮陽傘等等；使我們沒有機會接受太陽的普照。

另一方面，《黃帝內經》告訴大家在夏天要「使氣得泄」，就是説大自然給我們安排了桑拿天，我們就應該在炎熱的夏季出出汗，把身體內的一些糟粕以汗出的形式排出去，有利於我們身心健康。可是，現代社會冷氣時代，我們已經沒有出汗的機會了。

很多人每天都在尋找養生方法，中醫養生方法極其豐富，但是最重要的養生方法就是「順四時，適寒暑，如是，則僻邪不至，長生久視」。

有個穴位叫至陽穴，是後背督脈上陽氣最盛的地方，至陽的意思就是説，到了這裏，陽氣就達到了一個頂點。

如果有人經常感到心慌、胸悶、心跳時快時慢，尤其是心裏有事的時候，在夏至這一天，艾灸至陽穴，給我們的身體注入溫暖，給我們堅定的信心和正氣；

至陽穴在我們的後背兩側肩胛骨的下角，就是最下面的那個點，將兩個點結合起來劃一條線，與後背正中結合的地方就是至陽穴。

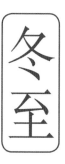

艾灸命門穴

每年的12月22日是二十四節氣的冬至，冬至的到來，標誌陽氣漸升陰氣漸消之勢，故有「冬至一陽生」之說。

冬至，是陰氣最重的一天，陽氣最弱的一天，但是從這一天起陽氣漸漸地生發出來。早在《黃帝內經》中就有：「冬三月，此為閉藏……無擾乎陽……」；說的就是冬天的保健，除了要保暖，重要的是不要輕易擾動自己身體內的陽氣。

中醫認為，天人合一，天人相應，冬三月，天氣寒冷，是陽氣收藏的時候，要保護陽氣，可是，現代社會，由於各種原因，有太多的人在冬天養藏的時候過度地消耗自己的陽氣。

肚臍，古人就有「臍為五臟六腑之本」的說法，溫灸肚臍，可養一身之陽氣；冬至也是

艾灸養生的最好時間，把艾條點燃，艾灸神闕穴，艾火透過腹部直達腰部命門，艾灸關元穴，你會感覺艾火透達到腰骶部，這樣灸法就好像有一團火從中央通竄全身。

冬至艾灸命門防病增壽。命門，為人體生命之門，艾灸命門穴，可借助冬至陽氣升發之勢，依靠艾灸的助陽功能，對各臟腑有溫煦、激發、推動的作用，就像爐灶下的一把火，火力旺，爐灶才有熱氣。

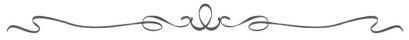

艾灸方法步驟：

1. 艾灸神闕穴 (臍窩正中)，仰臥位，艾條間隔一定距離進行熏烤，使局部有溫熱感而無灼痛為宜。每天每次10~15分鐘。艾灸神闕穴可益氣補陽，溫通經絡，調和氣血。

2. 艾灸命門穴俯臥位，艾灸懸灸法或者艾灸盒置於命門穴，大約20分鐘後可感到腹內有熱氣升騰，即是命門之火溫暖的徵象。人只有體內陽氣充足，才能達到祛病延年益壽之目的。

冬至節氣灸注意事項：

1. 灸時要慎風寒，戒生冷、油膩。
2. 剛吃完飯或空腹不宜灸臍。
3. 實熱證、陰虛發熱者不宜艾灸。
4. 在灸後，不能讓風從灸的穴位進風，注意保暖，灸後喝些溫開水！

第五章

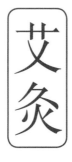

艾灸

善治常見病

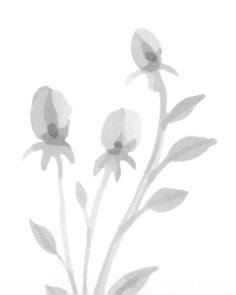

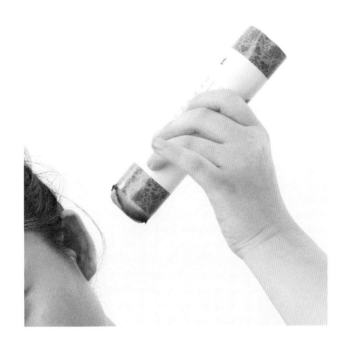

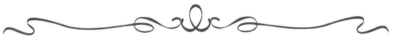

女人心思細膩，遇事容易想不開甚至鑽牛角尖，你有沒有這樣的感覺，每當我們看到明媚的陽光，心頭就會湧動一股溫暖。當我們心情不好的時候，朋友或家人也會這樣說，出去曬曬太陽、散散步。

其實在我們身邊有一種草，叫艾草，李時珍在《本草綱目》中說：「艾葉取太陽真火，可以回垂絕元陽」。意思是說，點燃艾絨的火如同陽光一樣，可以振奮喚醒人的元氣，挽回人的生命。

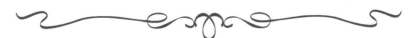

艾灸調理　慢性胃炎

脾胃屬於中焦，就是在我們身體中心地帶，相當於一個城市的交通樞紐，這個樞紐不暢通了，整個城市就壅塞不通了，身體亦如是。

現代人的生活方式越來越不健康，壓力大了，靠喝酒減壓；累了睏了，靠咖啡解乏提神；焦慮、緊張、壓抑使人們的心情時時刻刻緊繃着，工作幾年下來，身體的陽氣衰弱了，食慾不好了，稍微吃點東西就胃脹、胃痛，大便不成形，出現了這樣的症狀就是脾胃虛寒了；同樣，又因為工作生活的壓力、壓抑使人們普遍肝氣鬱結，這些都會影響胃氣。

所以養胃還要養心。

養心就用心包經的募穴：膻中、內關；養胃的大穴：中脘、足三里；再配合期門、太沖、脾俞、胃俞，活血通絡，寬胸理氣，健脾和胃。

可先用刮痧方法：

刮痧時，先在刮痧部位塗抹
適量刮痧油，然後進行刮拭。

刮痧的順序：先刮胸腹部
膻中穴至中脘穴，再刮脅部期門
穴，然後刮前臂內關穴、下肢足
三里穴，最後刮足背太沖穴。

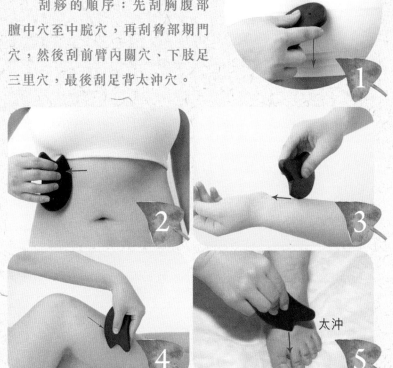

膻中位於兩乳頭連線中點處，中脘位於上腹部，前正
中線上，肚臍上4寸處。內關位於前臂腕橫紋上2寸處，足
三里位於膝蓋下3寸處，脛骨外側一橫指處，太沖穴位於足
背，第一蹠骨間隙後方凹陷處。

刮拭膻中穴到中脘穴時，刮痧板自上而下刮拭；刮拭
期門穴時，由內向外刮拭；刮拭內關時，由上向下刮拭；
刮拭足三里穴時，可重刮；刮拭太沖穴時，由上向下，以
出痧為度。

平時可多按揉足三里穴、內關穴、太沖穴各3~5分鐘。

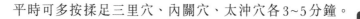

艾灸方法

用艾條或單孔、雙孔灸盒艾灸以下穴位，每穴每次15~20分鐘，7日一個療程，中間間隔2~3天。

1. 中脘。
2. 足三里。
3. 胃俞：在背部，當第12胸椎棘突下，旁開1.5寸。
4. 脾俞：在背部，當第11胸椎棘突下，旁開1.5寸。

 養生小貼士
陳皮紅棗茶

現代人，尤其是年輕的白領、藍領們，工作一旦忙起來，一日三餐都沒有規律了，咖啡甚至酒品飲料是日常飲品，有的為了緩解壓力可能還會抽煙。公司應酬、朋友聚會時也會暴飲暴食，或者吃過於油膩、鹹辣的食物，這都會導致慢性胃炎的發生。

用陳皮15克，紅棗炒焦3枚，用沸水沖泡，代茶頻飲，可以調理飯後腹脹、消化不良的情況。陳皮有理氣開胃、燥濕化痰、治脾胃病的功效。紅棗性平，氣平入肺，味甘入脾，能滋補脾胃，調和氣血。

艾灸幫你 養好脾胃

春夏秋冬，溫熱涼寒。這是大自然的交替轉換，天人合一，人也跟隨着四季日夜交替轉換，在夏季，陽氣浮於地表上，地面上是熱的，地底下是寒涼的；人在夏天，氣血流於體表，內臟的氣血相對是弱的，此時人們應溫暖腸胃。

現代人，快餐店裏吃着快餐，喝着冰鎮飲品；飯店裏海鮮配着冰鎮啤酒；遇着傷風感冒，抗生素消炎藥。所有這些，改變着我們的體質，損傷着我們的脾胃，為我們的身體埋下了諸多隱患。

中醫認為：脾胃為後天之本，氣血生化之源，也就是說在我們出生之後，身體發育所需的、從外界獲得的營養全部來自於脾胃，人體吃下的食物進入胃，在胃中腐熟，而後其水穀之精被脾吸收，繼而通過經絡轉運到全身以供營養之用。

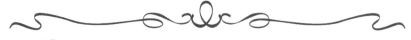

 檢查一下您的脾胃健康嗎？

1. 您是否經常胃脘滿悶、厭食？

2. 您是否經常泄瀉清稀甚至如水樣？

3. 胃口不佳，吃什麼都不香，沒有吃東西的慾望。

4. 正是亭亭玉立的年紀，但胸部卻有點下垂，皮膚變
   鬆弛了。

5. 大便不成形，馬桶老沖不乾淨。

6. 什麼都沒做也覺得累，全身沒力氣，站着不如坐着，
   坐着不如躺着。

您如有上述症狀，就要關心脾胃了。

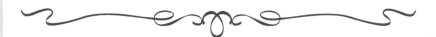

怎樣養好脾胃？有一個好的「脾」氣呢？

1. 適當的運動幫助「脾」氣，每日早晚仰臥於床，以肚臍為
   中心，順時針用手掌旋轉按摩。

2. 將加熱的鹽袋，置於上腹部中脘穴上，達到養脾的作
   用。

3. 養脾，就要忌肥甘厚味，肥者，令人內熱，甘者，令人
   中滿。

4. 艾灸脾俞、胃俞、足三里、豐隆等穴位。

5. 循經灸，在脾經和胃經的經脈上循回往覆的艾灸。

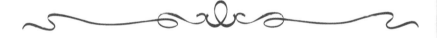

艾灸脾俞、胃俞時，俯臥位，可用艾灸盒放在穴位上，熏烤20分鐘

艾灸足三里、豐隆可採用一近一遠的雀啄灸，雀啄灸可將灸火的暖流通過經脈透進脾臟胃腑裏，脾胃暖和了，不一樣的風采由內而外就展現出來了。

養生小貼士
養脾

1. 脾主四時，即養脾不是一朝一夕的事，而是應該像吃飯喝水一樣每天都去做。

2. 要養脾胃，就是要溫暖，不能貪涼，過涼傷脾。

3. 甜入脾胃，過甜則傷脾，甜要有度。

4. 飲食要有節制。吃太撐了容易傷脾胃，應該七八分飽。

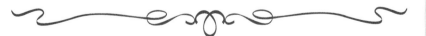

艾灸治療 便秘

我們每天吃進去的食物，通過食道由胃受納，胃將食物進一步腐熟，下移腸道，食物大部分的時間是在我們的腸道吸收消化，食物消化的殘渣、廢物最後轉變成糞便，經由肛門排出體外。

食物的殘渣、廢物累積在體內，會引起腸道蠕動功能降低，導致腸道生銹，宿便就像鏽一樣黏連腸壁。日積月累，宿便堆積排不出來，並不斷產生各種毒素。毒素經腸壁反覆吸收，隨血液循環到人體的各個部位，直接導致女人面色晦暗，出現口臭、痤瘡、皺紋、毛孔擴張，皮膚鬆弛粗糙、小腹突出等。因此，腸道專家指出：女人要想健康美麗，必須激活生銹的腸道，讓它恢復蠕動排宿便功能！

有位女孩，便秘很嚴重，兩三天一次大便，甚至有時一周才有。她向我訴說，為了解決自己大便難的問題，每到周末都去健身房，把自己弄得大汗淋漓，還是沒有大便。其實過多出汗就會「氣隨汗出」，導致氣虛便秘，加重大便難度；有人讓她每天空腹喝一大杯水，又加蜂蜜又是花粉、香蕉，還是沒有效果。大家都知道蜂蜜是防治便秘的，但是胃寒的人就不適合了。

現代人熬夜、喝冷飲、吃辣椒、還有工作生活上的困惑，體質發生了逆轉，根本不是簡單的蜂蜜和水果就能解決問題。

女性素體陽虛，經常會有手腳冰涼、氣短、便秘等現象，很多女性平時又很愛吃水果，尤其女性在減肥時不吃主食，每天三餐都是水果，結果越吃越便秘。還有甚者，為了排便，就吃通便的瀉藥，結果大腸有了依靠，越來越不蠕動了。

還有的女性在月經期間出現便秘，在生理周期，女性因為來月經，會出現臉色和唇色不好，有時還有伴有經期頭痛、疲倦、腰酸等症狀，這就是典型的血虛症狀了，月經期間的便秘，就不能吃生冷水果，喝蜂蜜水了，因為這些都是偏涼性的，這個時候應該是養血潤腸通便了。

從以上幾個方面來看，我們知道了便秘不是簡單的多喝水、吃水果就能解決的。同時便秘還有熱秘、冷秘、氣秘和虛秘，出現了大便困難絕不能依賴通便的瀉藥，貪圖一時之快，造成惡性循環。

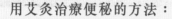

用艾灸治療便秘的方法：

1. 用艾條灸天樞、足三里穴。每穴5分鐘，每天1次。適用於氣虛及寒性便秘。

2. 熱結便秘可灸背部膀胱經脾俞、胃俞、大腸俞及手臂上的曲池穴。可採用隔蒜灸。每次選用2~3穴，每穴5分鐘，每天1次。

3. 氣滯便秘選用太沖、陽陵泉、支溝穴灸之。每穴5分鐘，每天1次。

4. 氣虛便秘灸肺俞、脾俞、足三里、氣海穴，可採用隔薑灸。每次選用2~3穴，每穴5分鐘，每天1次。

5. 血虛便秘用脾俞、足三里、膈俞穴灸之。每穴5分鐘，每天1次。

6. 陰虛便秘灸太溪、照海、複溜。每穴5分鐘，每天1次。

7. 陽虛便秘選用腎俞、命門、關元、神闕。可採用隔薑灸。每次選用2~3穴，每穴5分鐘，每天1次。

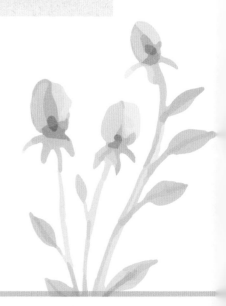

腹痛腹瀉

用艾鹽灸

說到腹痛腹瀉，大家首先想到的：是否吃了什麼不衛生的食品、或者是否感受了風寒，而使腸胃出現了問題？但是現代人不是偶爾的出現腹痛腹瀉，而是反覆出現腹痛、腹部不適甚至長達幾個月的腹痛腹瀉，這就應該引起我們的重視了。

中醫認為：

1. 肺為嬌臟，它的功能是吸入清氣，呼出濁氣，保護肌表。再看看很多女性白領每天工作在辦公室設備的污染中，時間長了，致使肺部極其脆弱；

2. 肺在志為憂悲，白領女性既要工作又要照顧好家庭，由於長期緊張，焦慮，不安及生活沒有規律，會讓很多女性產生憂慮、悲傷的情緒，導致肺氣虛弱；

3. 肺與大腸相表裏，肺與大腸通過：肺經起於中焦（脾胃）向下聯絡大腸而互為表裏，當肺經經氣充盈，就能將水分和血液灌溉全身，抵禦外邪。反過來，當肺氣虛弱時，對外界刺激的耐受力減弱，很容易出現悲觀、自卑、噯氣、動不動就掉眼淚、腹部滿悶；致使腸蠕動加速，造成腹瀉。

艾灸療法：

肺經上的第一個穴位：中府，鎖骨下窩一寸，距離前正中線6寸的地方就是。中府穴是肺經的募穴又是足太陰脾經交會的地方，既能健脾又能治療腹部脹痛。

點燃艾條的一端，對着中府穴溫和灸，幾分鐘後，有一種熱流慢慢的走向肘窩，彌漫在胸前，這種感覺好極了。

艾炷隔鹽灸方法：

艾條隔鹽灸選取神闕穴，神闕是任脈上的穴位，神是元神，人的面色、眼神及精神狀態都是來自神闕的這個元神。當大腸小腸將飲食物轉化為我們賴以生存的精微，並將食物的精微推向全身，使人面色紅潤，眼睛炯炯有神，步履輕盈矯健，這就是神。

患者仰臥位，將適量的精鹽填滿肚臍眼，生薑切成薄片置於神闕穴上，點燃艾條的一端，手持艾條，從剛才的中府穴通過膻中穴，在膻中穴停留3到5分鐘，讓艾火在胸中彌漫，驅散因噯氣、腹部脹痛帶來的陰寒之氣。艾火沿着任脈繼續下移到神闕穴，神闕穴是腹部的中心，腹部的腹痛、腹脹、泄瀉，艾灸神闕穴是最好的選擇，艾灸神闕穴時間可以長些，這樣艾火的熱流可以透達腰部命門穴。

連續艾灸3到5次，可鞏固療效。

任脈上的穴位，艾灸是最好的途徑，尤其是神闕穴，更是中醫做臍療的重要部位。

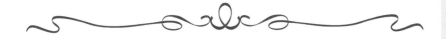

養生小知識
 小偏方治虛寒腹痛

脾胃虛寒引起的腹痛，用肉桂2克，白胡椒2克，以上兩味藥研末，醋調，放在臍中，膠布固定，每日換藥一次，一般2~3個小時見效，一般一次即可。

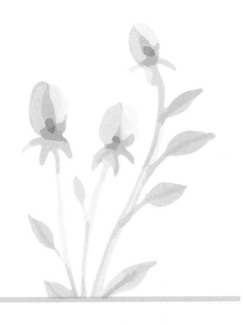

灸通腎經治 咽炎

如今，慢性咽炎都快成為時尚病了。我們在平時，經常把咽和喉並稱，也經常在電視裏聽到「咽喉要道」，就是形象地比喻這條「通道」如此重要。

在我們身體裏，咽喉上連口鼻，下通肺胃，是經脈循行的「交通要道」；

足陽明胃經的面部支脈：從大迎前下走人迎，沿着喉嚨，進入缺盆部，向下過膈，屬於胃，聯絡脾臟。胃為水穀之海，胃氣健旺則受納腐熟水穀，咽喉通利食下；如果胃經受熱，則熱氣上沖，咽喉腫痛。

足少陰腎經的腎臟部直行脈：從腎向上通過肝和橫膈，進入肺中，沿着喉嚨，挾於舌根部。腎藏精，腎精充足，化成腎氣，從肺而上循喉嚨，滋潤咽喉；如若腎精虧虛，不能上承滋潤咽喉，咽喉失

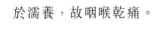

於濡養，故咽喉乾痛。

足厥陰肝經過膈，分佈於脅肋，沿喉嚨後面，向上入鼻咽部；現代人肝氣鬱結，肝鬱化火，肝腎同源，氣血在咽喉瘀滯不通，則咽喉就好像有個棉團阻塞，這就是中醫的梅核氣，可見，咽喉與肝腎密切相關。

現代醫學將咽部疾患診斷為慢性咽炎，隨着社會的發展，生活節奏不斷加快，人們的飲食起居發生了根本的改變，原有的生活規律被打破，造成臟腑功能紊亂，人們的肝火、胃火不斷地吞噬着腎精，腎水不足以滅掉亢奮的火氣，濁氣上蒸。

因此，調理慢性咽炎補腎健脾才是根本。怎樣才能補腎健脾呢？要打通經絡；《黃帝內經‧靈樞‧經脈》說：「經脈者，所以能決死生，處百病，調虛實，不可不通。」

艾灸通經溫絡，將徐徐的陽氣注入我們的身體，來扶我們身體的正氣，古書上說「正氣內存，邪不可干」，正是這個意思。而艾灸腎經上的穴位則有補腎助陽和引火歸原兩個功效。

艾灸穴位：太溪、照海、湧泉、液門。

太溪穴在腳內踝後緣的凹陷當中，通過灸把氣血引過來，通到腳底湧泉才算打通腎經。

照海穴在內踝的下緣，貼着內踝一按就是，它自古至今都是治療咽喉疾病最有效的穴。

湧泉位於足心。它是腎經的井穴，為人體的最下部，取其上病下治，引導上越之火循行下行之意。艾灸湧泉，

熱力與腎火同氣相求，使上越的腎火向下，退回命門，發揮其原有的溫煦作用。

液門穴也是治療各種乾症的要穴，它在小指和次指之間。

操作方法：將艾條點燃，對準穴位試試溫和灸，以感覺溫熱舒適不燙為準，艾灸30~40分鐘。

每日一次，10次為一個療程，直到症狀消失為止。

禁忌 忌煙、酒以及酸辣等刺激性食物，避免咽喉過度疲勞。

養生小貼士
戴圍巾

咽部處於人體的脖子上。從經絡的角度來說，人的脖子，大部分的經絡都從此通過，並且有風府、風池、天突這三個重要的穴位，因此這個地方一定保暖。除了夏季，其他季節，只要是降溫、風天，一定要護住你的脖子。確保這個地方的氣血暢通。而保溫的最好方法，就是戴一條圍巾。

羅漢果茶

羅漢果1個。將羅漢果切碎，用沸水沖泡10分鐘後，不拘時飲服，功能清肺化痰，止渴潤喉。主治慢性咽喉炎，肺陰不足、痰熱互結而出現的咽喉乾燥不適，喉痛失音，或咳嗽口乾等。演員、教師、廣播員等需保護發音器官者常以羅漢果切碎，泡水代茶飲有效。

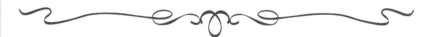

老寒腿 艾灸預防

所謂「老寒腿」，顧名思義就是下肢因為寒冷的刺激致使下肢血液循環不好，膝關節血流減少，引起膝關節障礙，疼痛。

冬季，是「老寒腿」高發的時節。反覆發作、久治不癒的腿部酸麻疼痛，統稱為老寒腿。最普遍的共識是：老寒腿的病症與天氣有關，陰寒和濕冷是最關鍵的致病誘因。

讓我們先來看看經過下肢大腿和膝關節的經脈：

足少陽膽經從髖關節後，再向下沿大腿外側，行於足陽明胃經和足太陰脾經之間，經腓骨前直下到外踝前。

在大腿外側部的中線上，當膕橫紋上7寸。或直立垂手時，中指尖處有一個治療風邪的大穴，「風為百病之長」，六淫中的寒邪、濕邪多與風邪狼狽為奸，導致出現風寒、風濕等病。

在小腿外側，當腓骨小頭前下方凹陷處有一個「筋會」陽陵泉，是驅散侵襲膝關節風邪寒邪的大穴。

在下肢的內側循行着足太陰脾經，有個善治血證的穴位：血海，在髕骨內上緣2寸。治療膝關節及其周圍軟組織病痛，膝蓋疼。

有一位剛剛45歲的女士，腿疼已經兩年了，上樓下樓疼痛難忍，膝關節僵硬並且還也伸不直，這兩年的腿都是冰涼的。

我們把砭石加熱，放在兩個膝關節上，用棉毛巾裹住，蓋上被子，20分鐘後，膝關節向外冒汗，這時她感覺兩條腿鬆快了許多；

我們再用艾灸的方法，沿着經脈循經艾灸，膝關節部位選用陽陵泉、血海和局部痛點艾灸。

常用的艾灸有艾條灸和艾炷灸，艾灸的操作方法：

1. 將艾條的一端點燃，手持艾條，先在背部足太陽膀胱經施行循經灸，目的是通過循經灸溫暖全身。

2. 在大腿的外側沿着足少陽膽經施行循經灸，大約10分鐘時間，艾條從大腳趾開始沿着足太陰脾經的循經灸，大約10分鐘時間。

3. 艾炷灸：將厚約0.3厘米的薑片，中間用針穿刺數孔，放在膝關節處，將大或中等艾炷放在其上，點燃。待患者有局部灼痛感時，略略提起薑片，或更換艾炷再灸。艾炷多為錐形，每燃盡一個艾炷，稱為一壯，一般每次灸5~10壯，以局部潮紅為度。

4. 艾條灸：膝關節也可用艾條灸，目前多用懸灸，就是將艾條點燃懸起，離皮膚3到5厘米，在灸治過程中只覺得施灸局部有溫熱感，而無灼痛。

與艾炷灸相比，艾條灸方便易行，所以在家做艾條灸。

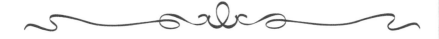

養生小貼士
腿部需注意保暖

女性預防「老寒腿」的發生，要做好低溫環境下腿部的保暖，最好穿保暖的長褲來保護膝關節，避免其受涼；避免寒風直吹腿部，也可以多按摩腿部，以加速血液循環和流動。

艾灸百會不犯 口腔潰瘍

幾乎每個人都經歷過口腔潰瘍，嚴重的情況下會給喝水吃飯，甚至是說話都帶來一定的影響。46歲的張女士就深受其害，胖胖的她是個快樂直爽的人，經常會聽到她爽朗的笑聲，可是近來患口腔潰瘍對她可以說是家常便飯了，經常是一波未平一波又起，這給她的生活及情緒造成了很大的影響。

口腔潰瘍屬於免疫性疾病，屬於中醫「口瘡」、「口糜」範疇。這個病多與精神緊張、內分泌失調、營養缺乏、感染、遺傳、免疫功能異常、消化系統疾病等因素有關。

中醫認為口腔潰瘍的發生，外因以熱毒為主，內因多為情志內傷，飲食不節，房室勞倦所致。

《素問・至真要大論》說：「諸痛癢瘡，皆屬於心」。口瘡之火，不獨責之於心。平時憂思惱怒，嗜好煙酒咖啡，過食肥甘厚膩，均可致心脾積熱、肺胃鬱熱、肝膽蘊熱，發為口瘡多為實證；

面帶愁容的張女士來了，口腔潰瘍又復發了，以往給她艾灸足三里、中脘、神闕、關元這些穴位，這次我們給

她做了艾灸調理計劃。

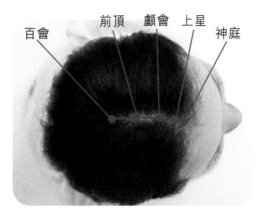

百會　前頂　顖會　上星　神庭

首先扶持正氣，重灸督脈百會穴，懸灸背俞穴。並幫助她糾正以往飲食習慣，避免辛辣食物的刺激和減少肥甘厚味。

第一次，艾灸頭頂的百會穴20分鐘，「百會穴，百病皆主」，意思就是什麼病都能治。

然後艾火在張女士的背上懸灸時，張女士並沒有感到艾火的溫暖，而是皮膚上的灼痛。

第二次，艾灸百會，懸灸背部還是灼痛，只是減輕了一點點。此時，張女士困惑了，猶豫了。第三次，張女士感到了艾火像霧一樣的彌漫。她笑了。

半年過去了，張女士的口腔潰瘍沒有復發，心情一天天好起來，又聽到了久違的爽朗笑聲。

 養生小貼士
對症中藥及食材

1. 白菊花、金銀花、白扁豆：可清熱祛濕；適用於上火，咽喉疼痛，口腔潰瘍的人。

2. 綠豆、蒲公英：可和脾胃，祛內熱；適用於脾胃不和、食慾不振、消化力弱、經常口腔潰瘍的人。

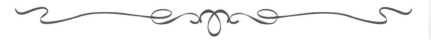

失眠

就用溫和灸

失眠是患者對睡眠時間和質量不滿足，從而引起疲勞、不安、頭痛、全身不適、反應遲鈍、注意力不集中等症狀。失眠對精神方面影響最大。

給大家介紹最常用的艾灸方法溫和灸。

將艾條一端點燃，讓燃燒端靠近皮膚穴位，使穴位很快得到溫熱。將艾條慢慢上提，距皮膚3~4厘米，保持不動。灸時，溫熱感會使皮膚發紅卻不灼痛，局部、遠端部位還有酸、麻等舒服感覺。

每次選穴位不宜過多，3個穴位即可，每個穴位灸5~10分鐘，過多易疲勞，過少達不到溫熱效果。

在這裏跟大家分享一下艾灸經驗：開始，艾條燃燒端距穴位不能太遠，不然溫熱感出現太慢。

艾條上提時，速度要快，避免熱感中斷；患者感覺太熱，可上、下、左、右或迴旋移動艾條，以連續地溫熱刺激穴位。

溫和灸用來調理失眠，起到鎮靜安神的作用。

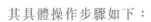

其具體操作步驟如下：

1. 首先將具有安定作用的穴位分成兩組，兩組交替選用。第一組是百會穴、印堂穴、三陰交、太溪穴和神門穴，第二組是心俞、脾俞、肝俞、腎俞、膈俞，這應該比較好找，這幾個穴位都在後背上。

   在這些穴位裏，最需要強調的是百會、神門、三陰交這三個穴位，這是在治療失眠的時候特別重要的一組穴位，相當於安定片作用的一組穴位，不管什麼原因引起的失眠，這三個穴位配伍一般情況下都是同時出現的。

2. 艾火燃燒端距離皮膚是2到3厘米左右。灸的時間長短要根據穴位、病情、患者的情況來決定，比如皮膚潮紅，患者感覺到熱力滲透進去就可以了。做艾灸時，身體要放鬆到一個比較舒適的狀態，氣血的運行才能夠流暢。

注意 在做頭部灸的時候，百會這個穴位灸的時間不宜過長，否則很容易出現頭暈腦脹的感覺；在灸面部印堂穴時，要注意艾火燃燒端與皮膚的距離，相對固定不變的，剛開始不熱，可以近一點，一旦熱感強了就要離遠一些，注意保護皮膚。

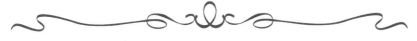

養生小知識

靜坐

　　將腿散盤、單盤、雙盤都可以，兩手放在膝蓋上，慢慢地呼吸，一點一點將腦中雜念清除，從開始靜坐10分鐘，慢慢到30分鐘，靜坐對那些睡眠質量不足的女性比較管用。

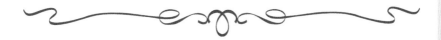

頸椎病

試試雀啄灸

頸椎由7塊脊椎構成，屬於脊柱系統，隨着現代人的生活水平和生活質量的不斷提高，健康問題，尤其是高血壓、心臟病、糖尿病等高發疾病越來越引起人們的重視，但同樣作為高發和可能引起嚴重後果的頸椎和腰椎疾病卻被人們忽視。

由於現代人的工作和生活方式的改變，尤其是電腦和汽車時代，人們久坐電腦前長達十幾小時，以致人們的頸部、腰部都是彎曲的，長時間的彎曲給循環系統和消化系統都帶來了不同程度的問題。

現代女性出行都是開車，開車時間一長不可避免的導致頸椎病，交通事故中追尾撞擊是造成頸椎傷害的罪魁禍首。

打麻將是很多女性的愛好，打麻將不僅低頭彎曲時間長，而且精神高度集中、緊張，致使頸椎周圍肌肉緊張、僵硬，繼而出現頭痛，頭暈目眩，噁心等。

艾灸調理頸椎病的方法：

1. 俯臥位，先從我們的頸部和肩部尋找病變的筋結點，重點在肩井、肩髃、手三里穴位的附近，用自己感覺適宜的力度，把這些僵硬的筋結給鬆解開。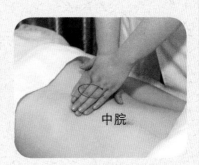

中脘

2. 在病變的筋結點塗抹艾油後，用溫和輕柔的手法緩解其肌肉僵持的狀態。

3. 點燃艾條，懸灸灸法：大椎、肩井、肩髃每處穴位依次進行迴旋、雀啄、往返、溫和灸四步法施灸操作：先行迴旋灸2分鐘溫熱局部氣血，繼以雀啄灸1分鐘，循經往返2分鐘激發經氣，再施以溫和灸發動感傳、開通經絡。

4. 在手三里、曲池、後溪穴位上用一近一遠的雀啄灸。

5. 在患者的中脘穴塗上艾油，採用輕柔和緩的手法按揉5分鐘。

6. 艾條懸灸中脘穴10分鐘，調理後站起來，活動頸部。全身都感覺放鬆了。

養生小知識
多做頭部後仰動作

伏案工作的人要經常做頭部後仰的動作，每隔一個小時，將頭部下頜盡力抬高向後仰，這個動作既是脊柱生理特點需要，也是預防頸椎病的最基本的方法。另外，女性在辦公室要注意頸部保暖，以防「虛邪賊風」的侵襲。

長蛇灸

風濕試試

每年的三伏天是「冬病夏治」的最好時節，「冬病夏治」是中國傳統醫學的一個重要特色，就是利用夏季氣溫高，身體陽氣較為充沛的有利時機，調整人體陰陽平衡，使一些宿疾得以恢復。

❀ 我們先來看看「冬病」：

冬，就是冬季，冬季是北風吹、雪花飄，水冰地坼的時節，一些陽氣虛弱、沒有火力的人容易在此時感受寒邪，寒具有寒冷、凝滯的特性，冬天寒氣主令，所以冬季多寒病。

寒邪侵入人體，沉積在身體的某個地方，就會氣血瘀阻，這就是「寒凝血滯」；氣血阻滯不通，不通則痛，寒邪傷人會出現疼痛症狀；寒邪侵襲人體還會造成人體筋脈拘攣，肢體屈伸不利。

再説説「夏治」：

夏，就是夏季，夏季是酷暑、炎熱的時節，是一年四季陽氣最足的季節，此時，天人相應，借助大自然的陽氣，來補充人體的陽氣；所以，《黃帝內經》上説，春夏養陽，秋冬養陰。

什麼是陽氣？《黃帝內經》：「陽氣者，若天與日，失其所則折壽而不彰」；陽氣就像天上的太陽，如果太空沒有太陽，就會陰雲密佈；我們的身體缺少太陽，就會招致病邪的侵入。

風濕病是風邪、寒邪、濕邪沉積在關節的頑症，究其根本原因就是體內陽氣虛衰，推動無力，致使病邪沉積體內日久，因此在夏天三伏天選擇貼敷並結合艾灸的方法來強效補陽。

一般來説，我們會隨着症狀的輕重，分別建議貼敷和艾灸。很多人都是怕麻煩不願做艾灸，其實艾灸也花不了多長時間，每周兩次，每次一小時，兩個午休即可。

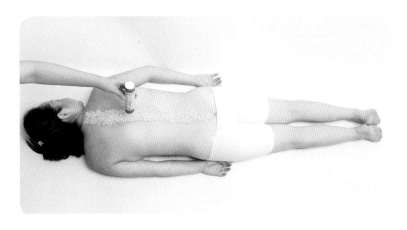

風濕可以試試「長蛇灸」。「長蛇灸」屬於艾灸的一種，也叫鋪灸。在人體背部從頸部沿着脊柱至尾椎骨有一條督脈，它在人體十二經脈中屬於陽中之陽。在這條經脈上鋪上藥物不但治療面廣，而且溫力通透。由於藥物是沿着督脈呈長條形鋪的，像一條蛇，所以這樣的鋪灸法被稱為「長蛇灸」。

　　進行長蛇灸時，取背部正中脊柱鋪上蒜茸，再點燃艾條懸灸，使背部皮膚發紅。雖然比較痛，但效果明顯。長蛇灸的祛風、散寒、除濕的作用非常直接，再加上三伏天的時機，能起到事半功倍的效果。

　　艾灸療法既方便又實用，而且價格低廉，效果好。特別是在夏天艾灸，比平常都好。

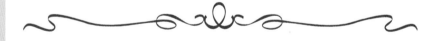

養生小貼士
避冷氣忌生冷

　　風濕病患者在夏天都應避免貪涼，盡量不用冷氣和風扇，飲食上也應忌食生冷以及蝦、蟹等食品。

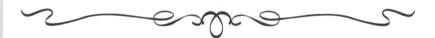

艾火驅走 痛風

養生館有位會員，患糖尿病十幾年了，有一天大腳趾頭突然無比疼痛，而且是遊走性的，整個大腳趾都腫了起來。大腳趾這裏是足厥陰肝經的通道。痛則不通，這是肝氣淤積，找不到出口了，無法排泄出去。

我是這樣給她調理的：

1. 在腳趾頭上逐個放血，放血是為了泄泄肝火，風動生內火，治風宜治血，血行風自滅。這句話肯定有它的道理。

2. 用直接灸方法。把搓成麥粒的艾絨放在商丘穴穴位皮膚上，用線香點燃，感到熱後馬上用小鑷子或筷子夾掉，這就是直接灸。商丘穴是消炎穴。

商丘穴屬足太陰脾經。位於內踝前下方凹陷中,當舟骨結節與內踝尖連線的中點處。

3. 在紅腫疼痛處,放上鮮薑薄片,然後用上述直接灸方法。根據紅腫處面積大小可以灸5~7壯,甚至還多。

4. 雀啄灸足三里,她說感覺到腳趾疼痛處的疼痛明顯減少。

5. 灸紅腫處,可以看到,灸完後紅腫明顯消退。

6. 病灶的部位,先四周後周圍雀啄灸,最後再大面積的做迴旋灸。疼痛減輕了一些,病灶的部位我幾乎用艾條貼近皮膚灸,她都沒有感覺,灸了10分鐘才有一點熱度,證明這個地方淤阻的十分厲害。

晚上給我回信息,沒有繼續再非常的疼痛了,只是有些微微的痛感了,這樣的艾灸連續了三天,腳也不腫了,可以自由來回走動了。

痛風主要症狀是骨節疼痛,之前並沒有任何徵兆,通常是在夜間突然發生一個關節劇痛,數天或數周消失,但是還會反覆發作;究其病因除了「內傷七情,外傷於六氣」外,還與多食「肥甘厚味、感受寒邪、久居濕地、性情急燥易怒」等密切相關;

痛風通常在夜間突然發生一個關節劇痛,這個劇痛的關節多數是在大腳趾上,大腳趾行走着足厥陰肝經;肝主疏泄;疏泄就是疏通暢達,就是要開心快樂,現代人多為情志不遂,《黃帝內經》上說,「余知百病生於氣也」;除此以外,大腳趾上還行走着足太陰脾經。女性心思細膩,愛

生氣、傷心、鬱悶，導致肝氣鬱結，傷及脾胃，又由於平時嗜食甜味、油炸、生冷等更傷脾胃，致使脾氣虛弱，無力運行，寒濕、痰濕流注關節。

中醫認為，氣行血行，氣滯血瘀，氣弱血虛，血虛生風；故痛風屬於沉屙頑疾，治療痛風應順氣、養血、散濕、清痰、祛風、化瘀為主要方法。

用艾灸治療痛風，主要緣於艾灸在燃燒過程中所產生的熱效應，能通過穴位傳遞經絡系統，人體的經絡系統內聯五臟六腑，艾灸的作用就直接到達病變部位，達到補正氣、驅寒邪、通經絡的目的。

艾灸療法需要耐心、需要持之以恆，只要不放棄，艾灸治療痛風是明智的選擇。

艾灸調理 濕疹

濕疹是一種常見的皮膚炎症，以皮疹的多形、易於滲出、病程遷延、復發傾向為特徵。

中醫認為濕疹是「濕」為主要因素。由於濕邪黏膩、重濁、易變，故病多遷延，形態不定。而慢性濕疹是由於營血不足、濕熱逗留，以致血虛傷陰，化燥生風，風燥濕熱鬱結，肌膚失養所致。

有個學生經常在手腕關節處，手背、手肘部、膝關節、手指的側面、腳背上起濕疹。先是幾個小疙瘩，很癢就撓，一撓發一大串，還有很多透明的小水泡也很癢，摳破有透明的水；撓破了但不傳染；天涼好點，天一熱或者夜裏睡覺熱了就很癢，看她痛苦的樣子，於是決定嘗試艾灸。

第一天，先將那些小疹子，用消毒過的火針刺破，這時就有透明的液體流出來，然後點燃艾條對準那些挑破的小疹子進行熏灸，詢問她的灸感，被告知沒有什麼感覺，只是很舒服的感覺。

第二天，明顯感覺不癢了，繼續在小疹子處艾灸，並取穴：曲池、血海、合谷三個穴位，三個穴位各艾灸3分鐘。

第三天，小疹子明顯下去好多，乾癟了，挑破的地方已經癒合了。

在隨後的日子裏，讓她經常用艾灸的方法，希望她堅持做下去。

我想很多人可能會說艾灸哪有這麼神奇，但是我用親身經歷告訴大家，艾灸具有補氣溫陽、芳香祛濕之功效；治療濕疹一定是有效的。

有位阿姨，患有腳氣，腳底處經常有些小小的透明疙瘩出現，腳趾縫間有明顯的腐爛樣，也是很癢很癢，撓破後也沒有緩解癢的症狀，於是就很痛苦，就不停的用一些激素類的藥膏塗抹，但是收效甚微。

腳氣中醫認為是濕邪為患造成的，人們知道腳氣發起來的時候流水、流膿，特別癢，所以濕邪是腳氣發病的重要原因。

我建議她嘗試艾灸祛濕。

第一次嘗試艾灸，我還是把這些小小的疙瘩挑破，然後用溫和灸的方法艾灸，灸到腳趾縫的時候，腐爛處有刺痛感，已經不覺得癢了，感覺很舒服，我將艾灰灑在患處。

第二天繼續灸，灸後還是撒上艾灰，沒想到腳趾縫的腐爛處慢慢變得乾燥了，出現了乾皮，一連堅持了幾天，基本上好了，這位阿姨真正的感覺到艾灸的奇妙了。

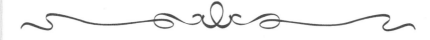

 養生小貼士
艾灰的妙用

　　每次做艾灸，都會有很多艾灰，建議大家不要將艾灰扔掉，用茶葉桶儲存起來，患腳氣或有濕瘡時，在患處塗抹，有止癢的作用，在使用艾灰的時候，切記一定要使用比較好的艾條，好的艾條艾灰呈灰白色。千萬不要使用雜質太多的艾灰。

女人有「艾」不抑鬱

情緒低落、抑鬱悲觀被我們稱作憂鬱。在現代社會裏，生活節奏的加快，市場競爭的激烈，使我們中的很多人產生了情緒上的波動，受到了憂鬱的困擾。隨着這種憂鬱程度的加深，就容易患上精神憂鬱症。近年來女性患者逐漸增多，已經引起人們的普遍關注。

抑鬱，主要表現為情緒低落，興趣減低，悲觀，思維遲緩，缺乏主動性，自責自罪，飲食、睡眠差，擔心自己患有各種疾病，感到全身多處不適，嚴重者可出現自殺念頭和行為。

女人心思細膩，遇事容易想不開甚至鑽牛角尖，你有沒有這樣的感覺，每當我們看到明媚的陽光，心頭就會湧動一股溫暖。當我們心情不好的時候，朋友或家人也會這樣說，出去曬曬太陽、散散步。

其實在我們身邊有一種草，叫艾草，李時珍在《本草綱目》中說：「艾葉取太陽真火，可以回垂絕元陽」。意思是說，點燃艾絨的火如同陽光一樣，可以振奮喚醒人的元氣，挽回人的生命。

抑鬱多發在白領階層，樊女士算是一位成功女性了，有着不錯的工作和穩定的收入，兒子讀名校，丈夫也是公司的股東，在一般人看來是很不錯的家庭了，但樊女士總是不安，時時擔憂着很多，比如孩子是否能考上好的大學，她能否完成業績，丈夫的公司是否穩定；經常為一點小事和丈夫吵架，所以她的情緒總是很低落，有時甚至很痛苦。直到看了醫生，才知道自己得了抑鬱症，因為上班，白天沒有時間去心理醫生那裏調治，就吞吞吐吐的來問我有什麼方法能夠幫助她。

　　女人抑鬱了，就是心冷了，心寒了；艾葉的作用就是幫助人體驅逐一切寒濕，如果我們點燃艾葉，用艾葉做灸療，就如同把像秋天一樣肅殺的寒氣變成春天一樣溫暖的祥和之氣。

　　在我們人體的背部，也就是蓄滿陽氣的陽光大道上，有個穴位叫靈台，緊靠着足太陽膀胱經的心俞和神道。古人說：「靈台者，心也，清暢，故憂患不能入。」這個穴的作用就是修心養性，專治神志病的。

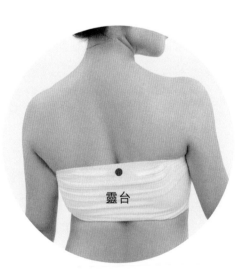

靈台

女中醫教你艾灸養顏

所以，當我們感覺情緒不對，比如憂鬱、經常想哭或者脾氣很大、老想發火，沒有什麼具體的事情，卻總是莫名其妙睡不着覺等症狀出現的時候，都不妨用艾條對靈台穴熏熏烤烤。

我們在空閒時，將「艾」點燃，讓艾的灸火，透過穴位慢慢進入我們的身體，滴水穿石，繩鋸木斷，只要堅持下去，心裏和身體的這些「小塵埃」都會被艾火驅散得不見蹤影。

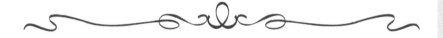

 養生小知識
養心茶

建議選用玻璃杯，用玫瑰花蕾3克，陳皮3克，枸杞10到20粒；玫瑰疏肝膽之鬱氣，陳皮理氣，枸杞滋補肝腎。熱水沖泡，用玻璃杯沖泡養心茶，可通過透明的玻璃杯欣賞玫瑰花蕾在水中慢慢綻放的過程，此時你的身心慢慢靜下來，糾結的面容隨着慢下來的心境，變得輕鬆歡快。

活血化瘀

艾鹽溫灸法

瘀，《説文解字》釋：「瘀，積血也」。就是指血液停滯在身體某個部位；中醫將人的體質分為9種類型，其中有一種偏頗體質是血瘀體質，血瘀體質就是血脈不通暢，有點緩慢瘀滯，但是又達不到疾病的程度；

血瘀體質的女性大多面部容易長斑，面色晦暗，有些女性常年黑眼圈，唇色黯淡；血瘀體質和我們常說的肝氣鬱結有密切關聯，「氣行則血行，氣滯則血瘀，氣不行則血不通」。

女中醫教你艾灸養顏

現代社會冷氣的廣泛使用，寒冷的環境加重血液的瘀滯狀態，關節痛、腳後跟痛、頸肩腰背痛、偏頭痛、痛經、胃痛、腹痛、下肢腫脹、手指發僵、高血脂、高血壓在夏季反而發作或加重；

瘀血體質不僅給女性的美容帶來很大困擾，並且對健康構成了嚴重的威脅。

那麼，什麼是體質？怎樣逆轉我們的偏頗體質呢？體質是由先天稟賦父母和後天的飲食、起居、環境、性格等因素獲得的；我們完全可以通過後天的養護，來獲得平和的體質。

我們借助艾灸加鹽的外治法，來調理我們的體質。

鹽，是我們日常用來醃菜的粗鹽、大鹽，在《本草綱目拾遺》中記載：「鹽入腎經，能調和臟腑、消宿物、令人壯健」。很多女性在清晨起床後有喝一杯淡鹽水的習慣，這樣可以加快代謝，緩解便秘，一杯淡鹽水還可以稀釋黏稠的血液。

在我們身體的後背，除了有一條陽光大道——督脈外，還有一條從頭部貫穿足部的足太陽膀胱經，中醫認為，腎與膀胱相表裏，膀胱主水主寒，而膀胱經又屬太陽經，膀胱經裏蘊藏着強大的的太陽固攝力，所以能「津液藏焉」。

我們在督脈和膀胱經施以輕柔和緩的按摩推拿，來舒緩緊張僵硬的肌肉；用艾葉是緣於艾葉有「透諸經、理氣血、溫通經脈」的作用；艾鹽溫灸更是有溫經散寒、軟堅散結、活血化瘀的功效。

方法：

1. 將粗鹽一斤和艾葉一兩在鍋內炒熱（也可將艾葉精油滴灑在粗鹽中），用布包好敷在患處至鹽涼，每日一次，可以用於後腰、脘腹、頸椎等處，對脘腹冷痛、胃寒、脾虛腹瀉、腎虛腰痛、肩周炎、落枕、頸椎病等症狀有效。

2. 艾油塗抹背部督脈和膀胱經、後腰等處，雙掌搓熱，反覆搓動背部至經脈溫通，將炒熱的艾葉鹽包放在督脈的至陽穴、命門穴，對於腰背和脘腹冷痛、婦科，小便不利等症有很好的效果。

3. 艾鹽溫灸還適用於肚腹處，對寒凝血滯或脾腎陽虛所致的腹部冷痛、腹瀉，婦科的痛經、慢性盆腔炎症、宮寒不孕、陰冷腹痛、月經不調，尤其是對腰肌勞損、腰椎間盤突出等症有很好的效果。

艾鹽溫灸熱效持久，藥性揮發快速，一般幾天即可見效，長期堅持下來，對改善體質有很好的保健功效。

手腳冰涼

溫暖三焦經

很多女性無論是冬天還是夏天，身體總是冰涼的狀態，尤其是手腳冰涼，冬季更甚。每逢秋冬臨近，總有大批的女士成為養生館的常客，這些病人大多都是手、腳冰冷以及腰寒等懼冷症的「忠實粉絲」。有人做統計發現，生活中有一半的女性都有發冷的現象，很多人怕冷，在中醫體質學上稱為陽虛體質。

陽虛體質就是陽氣不足，體內產生的熱量不夠，陽氣不夠，自然就會出現怕冷的狀態。

我們身上有一個最大的腑，叫手少陽三焦經，主一身之氣，是調氣的大通道。

三焦經起於無名指尺側端（關沖穴），經過小指與無名指之間，沿着手背，向經過尺骨和橈骨之間，過肘尖，沿上臂外側，到達肩部，交出於足少陽經之後，前行進入缺盆，分佈於膻中，聯絡心包，向下穿過膈肌，從胸至腹，依次屬於上、中、下三焦。

在這條經脈上有一個穴位——陽池穴，在手背的腕橫紋上，它是暖手要穴。陽池穴是手少陽三焦經中的原穴，有調理三焦，溫暖全身的重要作用。三焦經氣血在陽池穴吸熱後化為陽熱之氣。只要刺激這一穴位，便可迅速暢通血液循環，暖和身體，進而消除發冷症。

具體操作方法：

先用拇指揉陽池穴。激發人體陽氣，按摩陽池穴，最好是慢慢地進行，時間要長，力度要緩。先以一隻手的拇指按壓另一手的陽池穴，再換過來用另一隻手來做。因為穴位在手背上，按摩很方便，不用求別人。

再點燃艾條在陽池穴位上懸灸，手少陽三焦經在亥時主持工作，艾灸陽池穴的最佳時間是在晚上臨睡前，也就是亥時 (21~23 點)。這時候人體氣血的洪流正好流注三焦經，此時三焦經的氣血最旺，功能最強，調理它所產生的效果自然也最好。經常堅持按揉、艾灸這個陽池穴位，效果是最好的。

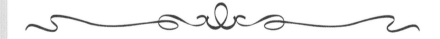

養生小貼士

防治手腳發涼的好方法

睡前 (亥時，晚上 9 點至 11 點之間) 用熱水泡腳，泡腳的水要用四五片生薑或 10 克左右艾葉；每次至少要泡 15 分鐘以上，至頭上微微出汗效果最好。

善用袪疾要穴

關元

關元穴在小肚子上，肚臍眼往下三寸（用自己的手橫着量，四根橫指處就是關元穴）。關元穴是人體保健要穴之一，艾灸關元堅持一段時間可以健康長壽、增強體質。

中醫認為，關元穴是人體功效最強大的補穴之一。關元穴具有培元固本、補益下焦之功，所以，每天揉自己的關元穴，可以起到如下的美容強身效果。

關元穴位於肚臍下3寸，是手太陽小腸經的募穴，小腸經屬太陽經，一定要溫暖；關元穴這個部位又被稱作「丹田」，「丹」在中國漢字裏是紅色的表現，關元這個穴位寓意着紅彤彤、暖洋洋。

關元穴自古以來一直視為保健大穴，中醫臨床保健有「針必三里，灸必關元」之說；艾灸關元穴「雖不得長生不老，亦可保百年壽矣」！

艾條溫和灸法：

　　將艾條的一端點燃後，對準關元穴熏烤。艾條距離皮膚約2~3厘米，使患者局部有溫熱感而不灼痛，每次灸15~30分鐘，灸致局部皮膚產生紅暈為度，隔日灸1次，每月連續灸10次。

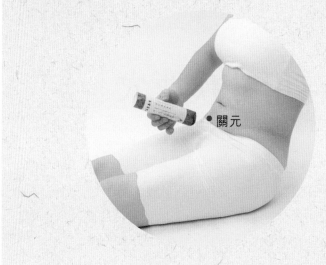
關元

　　怎樣的效果最好呢？就是以有熱感而不灼傷皮膚為宜。灸的時間以熱感能透入腹內，要注意的是，艾灸時要聚精會神，一定要將你的注意力集中在關元穴上，這樣你就會感覺灸火通過腹部下竄到腿上，有股熱流在腹部和下肢流動。灸時一定要常彈掉艾條上燃燒後的灰，不然灰掉落在腹部會灼傷皮膚。

艾炷隔薑灸法：

將生薑切成0.2~0.3厘米的小片，用針刺數孔，放在關元穴上，然後將大小適宜的艾炷放在薑片上點燃施灸。每次灸3~7壯，隔日灸1次，每月連續灸10次。

有一種可放艾條的艾灸盒，用起來很方便，不會有灼傷皮膚的擔憂。

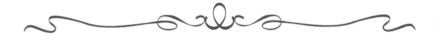

 養生小知識
常揉開元穴補元氣

關元是補元氣的穴位，是元氣的總閘。氣通了，血才能歡快的流動。每天中午11點，脾經的氣血運行最旺盛的時候，雙手掌重疊按揉關元20分鐘，氣血流動，經脈暢通。

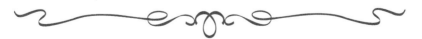

第六章

艾灸

巧治婦科疾病

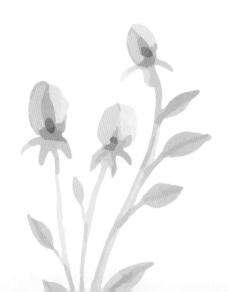

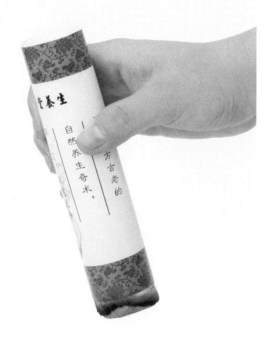

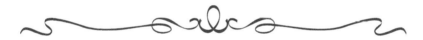

卵巢是生殖器官，腎主管生殖系統，若腎氣不足，就會出現卵巢早衰。因此，保養卵巢，就好比保養花兒的根部一樣重要。延長卵巢的花樣年華，挽留它的活力，做美麗女人。

艾灸治病保健法是傳統中醫的精華之一，它具有許多其他療法所不具有的優點。艾灸保養卵巢有獨到之處。

調經

用坐熏灸

女性的月經，標誌着女性的腎氣及生殖能力，《黃帝內經》第二段講了生命階段，女子以七歲為一個生命階段，當女子「二七而天癸至，任脈通，太沖脈盛，月事以時下，故有子」；「月事以時下」，就是每個月按時來月經；女性每個月按時來月經，就要具備「天癸至，任脈通，太沖脈盛」三個基本條件。

女子到了十四歲，相對來說腎氣就更旺盛了，所以「天癸至」，天癸是人與生俱來的和生殖能力密切相關的一種物質，腎氣旺盛，天癸就發揮作用，人就具備生殖能力。

女中醫教你艾灸養顏

任脈是奇經八脈之一，主一身之陰，「天癸至」任脈就通暢了。

我們再來說沖脈。「沖」為要衝的意思。要衝就是多條道路會合的地方。沖脈為總領諸經氣血的要衝，十二經脈皆歸於沖脈，所以沖脈又有「血海」之稱。《黃帝內經》認為，沖脈「起於氣街，並陽明之經，挾臍上行，至胸中而散」。沖脈走到胸中，這時乳房就會發育。如果沖脈氣血不足，那胸部就會扁平、發育不良。

我們前面說過，女人來月經時任脈一定是通暢的，此外還需要一個條件，就是太沖脈要盛。沖脈起於胞中，沖脈盛，則血海充盈，月經應時而下；沖脈虛弱，血海不足，月經就會失調，還有可能導致不孕。

艾草坐熏灸：

取穴：會陰，會陰位於大陰唇後聯合與肛門連線的中間點。對着會陰穴熏灸，此時，溫暖的艾火緩緩的由會陰穴進入體內，幾分鐘後，更是自覺有一股暖流在體內流淌；進而全身溫暖，可迅速補充人體陽氣，排除體內寒氣、濕氣；會陰穴是人體保健要穴，建議氣弱體寒、痛經、月經不調、閉經、小肚子痛的女性，體驗坐熏灸，的確是神奇的功效，會讓你喜出望外。

痛經

雀啄公孫穴

女士對痛經不會陌生，由於一些傳統觀念，很多人對痛經的認識是模糊的。到底痛經是怎樣一回事呢？

其實痛經分兩種：原發性痛經和繼發性痛經。

原發性痛經是指在有排卵周期中伴隨月經而來的周期性下腹部疼痛，影響正常工作和生活，生殖器官沒有明顯的病變。

女中醫教你艾灸養顏

繼發性痛經均有相應的生殖器官病變，因此一定要先治療引起痛經的生殖器官病變。

引起痛經的原因有很多，很多女性在痛經時服用止痛藥，服用止痛藥有很多副作用；建議有痛經的女性為緩和痛經，經期保持身體溫暖，在此推薦艾灸療法調理痛經。

用艾灸來調理，這個方法安全有效，副作用少，很多人用這種方法治癒了自己的痛經。

我們的腳上有個溫陽大穴——公孫穴：在人的足內側緣，第一蹠骨基底的前下方。公孫最早見於《黃帝內經·靈樞·經脈篇》，為足太陰脾經的絡穴，別走陽明。八脈交會穴之一，通於沖脈。有健脾益胃、通調沖脈、消除痞疾之功。

為什麼公孫穴有這麼神奇的功效呢？在中醫裏，公孫穴通沖脈，督、任、沖三脈皆起於胞宮，其中，沖任二脈與女子月經、生育有着至關重要的聯繫，因沖脈具有含蓄十二經氣血的作用。調理公孫穴，等於是對人身上十二經的氣血進行一次全面疏導，具有行淤止痛之功。

自己在家調理痛經的時候先採用按摩的手法，以拇指腹作順時針方向揉按，手法以局部有酸脹、麻痛感為宜。每側每次按摩5~10分鐘。

然後，艾灸公孫穴，每側穴位艾灸

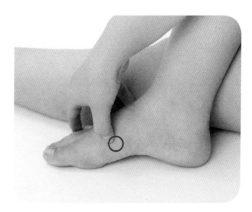

時間10分鐘。選擇陳年艾條，通竅力很強，透熱感好。灸的時候用雀啄灸，皮膚感覺有點發燙，馬上拿開，然後再接着熏灸。反覆進行，猶如小鳥啄食，可以很好地保護皮膚。

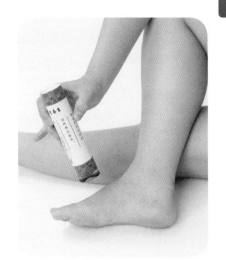

艾灸後，可以喝紅糖、生薑和紅棗水，這些綜合的方法，都能控制痛經的發生。

 ## 美容小貼士
常飲紅糖

紅糖性溫、味甘甜，具有益氣養血、健脾暖胃、活血化瘀的功效。年輕女孩月經期喝點紅糖水，可有效緩解腹部的墜脹感和不適感，特別是對由於受寒、體虛所致的痛經症狀有明顯功效，對更年期女性來說，紅糖較強的解毒功效能達到預防黑色素生成、使皮膚光滑，持續美白的美容效果；而對於年老體弱的女性來說，紅糖可以散瘀活血，利腸通便，有非常好的療虛、延緩衰老的作用。

乳腺增生

艾灸「膻中」穴

中醫認為：「百病生於氣」，「氣」是構成和維持人體生命活動的基本物質，人的情緒變化和外在的自然環境都會影響人的氣機，例如，人鬱悶的時候，會引起肝氣鬱結，寒氣侵襲人體時，會「氣收」；所以日常生活中養氣非常重要。

膻中穴在人體胸前正中，為氣之海，是八會穴之一的「氣會」；女性常因氣鬱、氣滯導致肝氣鬱結、氣滯血瘀；膻中因為是「氣之海」，不僅能寬胸理氣，還可益氣補氣。

膻中穴位於胸部，當前正中線上，平第4肋間，在兩乳頭連線的中點，它在胸部的正中，是胸部開合的樞紐，總管一身的氣，又被稱為「氣海」，是人體「四海」之一。胸部的大多問題，都可以由膻中這個大穴來解決。

心在胸中，《黃帝內經素問》說，「膻中者，臣使之官，喜樂出焉」。為什麼膻中與人的喜樂相關呢？因為，膻中是心包的募穴，心包經經氣匯聚於此。

女性乳腺系統相關疾患大多是由於平日遇到不順心的事和看不慣的事，鬱悶之氣憋悶心胸，此時一定要想到艾灸或按摩膻中穴。

艾灸膻中穴要有足夠的耐心和足夠量的火力來溫暖和化解心胸鬱結。

在日常保健時，自我按摩膻中穴，可選用舒適的手法，可選擇手指指揉，也可用雙手拇指沿着前正中線由上向下推揉，動作輕柔和緩，每次約3分鐘。

艾灸膻中穴：把艾火點燃，懸灸，灸火有一股股通竅感覺，這種感覺彌漫在整個心胸，放射到腹部。因為膻中主氣、主喜樂，寬胸理氣。調理乳腺增生自然就是膻中穴了。

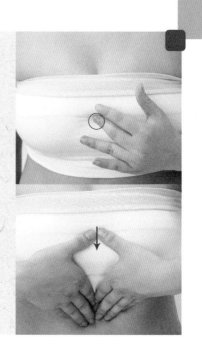

🌿 **乳腺養生貼士：**

1. 乳房疾病在初期治療效果最好。《針灸大成》講：始生之際，能消息病根，使心清神安，然後醫治，庶有可安之理，若加以艾火兩三壯，其效尤捷。

2. 根據《內徑》五行相剋理論「春省酸增甘，以養脾氣」，因此患乳腺疾病的人，盡量少食酸性食物，尤其在春季二三月。

3. 艾灸乳腺疾病最好的時間在春季和冬季，艾灸過程中，每日喝適量蜂蜜水。

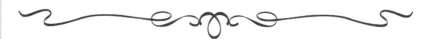

護子宮

艾灸「八髎」穴

子宮是孕育胎兒的地方，是女性非常重要的身體器官之一；但是女性對子宮的了解確實不多，女性到了生育期，每個月卵巢要破出一顆卵子，同時卵巢還要分泌雌激素和孕激素，讓子宮內膜變得又厚又柔軟，這樣使受精卵能夠在裏面生長，當這顆卵細胞沒有成為受精卵，子宮內膜就形成月經，如期排出。

像育齡女性的月經提前、月經推遲或不定期、月經淋漓不盡等等，都是月經不調，這些病症就是子宮內膜的事了。

八髎就是八個穴位：上髎、次髎、中髎、下髎各一對，所以叫做「八髎」。這是一個區域，也就是盆腔所在之處，鄰近胞宮。

八髎穴是足太陽膀胱經上的穴位，旁邊有督脈，這個區域的皮肉應該是柔軟的，而且用手摸上去也應該是溫暖的，如此，子宮內膜才會溫暖柔軟。

很多女性因為體內寒冷，陽氣虛弱，這個部位的皮肉都是黏連的、僵硬的，並且皮膚表面是寒涼的。

艾灸八髎穴非常簡單容易：

（一）自己操作

1. 雙手掌搓熱後，用力上下搓熱八髎穴區域。

2. 用四個孔的艾灸盒，對準八髎區域艾灸，每次10~20分鐘即可。

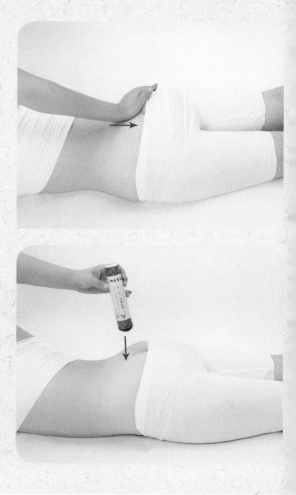

（二）他人操作

1. 俯臥位。操作者站立其側，手掌伸直，用掌面着力貼敷八髎區域。

2. 自上而下不斷的直線往返摩擦5分鐘，有溫經散寒，調和氣血，清利濕熱的功效。

3. 使用雀啄灸，不僅使八髎區域發熱，最好還要有一股暖流傳到前陰和小腹，甚至通達雙腳。

使用八髎，是「艾」護子宮，也是婦科保健的大法！

盆腔積液

附件炎，溫和灸最好

一位年輕的養生會員，有過兩次流產經歷，因隨後的護理不當，以至後來發現得了慢性盆腔炎及附件炎症，經期不准，月經有時兩三個月來一次，最正常的時候也要推遲六七天，小腹墜脹，因為婦科不好一直沒有要小孩，因此整個人顯得很焦慮。

我們試着給她艾灸。選取的穴位是：中脘、關元、子宮、歸來、八髎穴、足三里、三陰交。

用四眼的艾灸盒艾灸時間30分鐘，根據自己的適應程度，可以適當延長艾灸的時間。剛開始做艾灸的人，對熱都是很敏感的，這時，四眼艾灸盒裏面可以插2根艾條，逐漸過渡到3根艾條，到適應的時候用四根

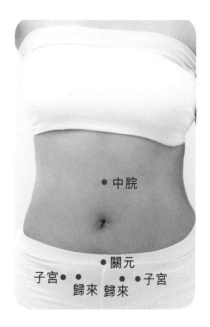

中脘
關元
子宮　子宮
歸來　歸來

艾條。艾灸一段時間後，就會適應了，肢體的穴位，比如足三里和三陰交可以用單眼艾灸盒同時艾灸，時間在10~20分鐘之間。買單眼艾灸盒的時候，要買兩個，可以雙腿穴位同時取穴，這樣比較節省時間。

大約艾灸了四個月，她的月經周期從原來的推遲三四十天，到現在近兩個月只是推遲了五六天，她信心大增，精神狀態也越來越好，還在繼續艾灸調理。去醫院檢查，醫生告訴她，盆腔炎與子宮附件炎都好了，而且子宮內也沒有積液了。

我在這裏想告訴大家的信息就是，盆腔積液、附件炎真的可以用艾灸調理，在艾灸的時候精神一定要放鬆，並且做艾灸時全神貫注。如此療效甚佳。

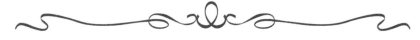

養生小知識
女性預防盆腔炎

1. 各種適當的運動，增強抵抗力。

2. 多吃瘦肉、豆製品、蔬菜，能滿足人體所需。

3. 養成良好衛生習慣，杜絕疾病傳播。

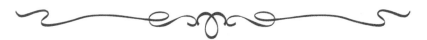

十女九帶

巧用溫灸

女性在月經來臨之前，帶下量會明顯增多，這是生理帶下，應是無色的、透明的、或略帶白色，沒有腥臭味；生理帶下是充養濡潤陰道，先行為月經鋪路。

女性重要的臟器都在下腹部，這裏是人體陽氣的海洋。如果陽氣很虛弱，身體的氣血運化就會不足，容易造成下焦寒濕瘀阻。這就像身體裏沒有陽光照耀的地方，滿是陰霾。

白帶異常中醫稱為「帶下病」。中醫認為，「帶下病」是因患者肝脾不和，腎氣虛弱，又受到濕熱之邪侵襲胞宮、陰器，導致任脈失固，帶脈失約引起的。

清朝《傅青主女科》說：「婦人憂思傷脾，又加鬱怒傷肝，……致濕熱之氣蘊於帶脈之間」；

治療上，清朝《傅青主女科》則以健脾益氣、升陽除濕治白帶。

艾草純陽之體，能理氣血、溫經脈、逐寒濕；用一草一火調理女性體內的寒邪、濕邪要灸到火足，因為「濕性重濁黏膩」，要久灸。

（一）自己施灸

有白帶的女士，自我調理以任脈上的中極穴位為重點，手持艾條進行懸灸，每次艾灸20分鐘。

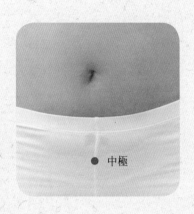

● 中極

中極穴，在下腹部，前正中線上，當臍下4寸。取穴時，可採用仰臥的姿勢，女性的任脈和脾肝腎三條陰經都在中極交匯，中極匯聚了4條經脈的氣血，是治療陰道大部分疾病的終極之道。

（二）他人施灸

1. 選取腰背部的穴位：灸背部八髎、肝俞、脾俞、腎俞等穴位，採用懸灸的方法，每次時間30分鐘。

2. 選用脾經的穴位：三陰交、血海穴，每個穴位各10分鐘。

百病生於氣，女子多鬱善怒，情志變化最明顯，最易氣滯血瘀。艾灸三陰交、血海補足脾氣，扶正氣，氣血充足，濡養子宮。

注意　開始的時候，要連續做5天，每天灸1次，5天後可一周灸2次。

 養生小知識
艾灸之前飲點紅棗水

每天艾灸之前，可以配合飲食補氣補血，喝一點紅棗紅糖生薑水，這些還可以間隔補充氣血。

宮寒

用艾灸為子宮保暖

宮寒，是指女性腎陽不足，胞宮失於溫煦所出現的下腹墜脹，疼痛，得熱則緩和，白帶多、痛經、月經失調、脈沉緊、舌苔薄白多津為主要症狀者。

宮寒，不是子宮內部寒冷，而是身體陽氣虛弱的表現。

女性的子宮又稱胞宮，位於小腹部正中，胞宮與任脈、沖脈、督脈帶脈及十二經脈均有密切關係，尤以任脈、沖脈、督脈最為密切。

任脈起於胞宮，為陰脈之海，任脈通暢，月經正常。

沖脈起於胞宮，為十二經之海，又稱血海，故《黃帝內經》言：「太沖脈盛，月事以時下。」

督脈起於胞宮，為陽經之海，總督一身之陽。

三條經脈同出胞宮，所以胞宮是氣血充盈的生殖器官。

一些女性體質偏寒，女性愛美，為了打造 S 型身段，不吃五穀，只吃寒涼的水果，在夏天又是露臍裝、又是露背裝，還有女性不愛惜自己，多次人工流產，等等，這些都大大損耗陽氣，形成陽虛體質。陽氣虛弱的人，容易患痹症，就是容易遭受風寒濕的侵襲，造成經脈痹阻不通。胞宮同樣會受到傷害。

陽虛體質的人要注意保護後背和腹部，尤其是小腹部，是元陽所在的部位，溫暖小腹部，就是溫暖任脈和沖脈、督脈，子宮也相應的得到了保養。

宮寒的症狀：小腹明顯胖，痛經明顯，月經不調，手腳冰涼。

炎炎夏日，對女性最為重要的子宮我們將如何保養它？又怎麼利用夏日進行溫補呢？

1. 在冷氣房要注意保暖。

2. 經常快步走，使全身溫暖。

3. 少吃生冷，多溫補。

4. 艾草熏灸治宮寒。

艾灸取穴：關元。仰臥，當臍下三寸處。用艾條每日熏灸 30 分鐘。

當對關元穴堅持艾灸後，小腹部會出現「通竄」的感覺，還會有「刺痛」的感覺，通竄和刺痛都説明腹內有寒氣，在艾灸的過程中，一般不論出現什麼情況，都應堅持下去，直至被灸的關元穴不覺疼痛或有溫水流動的感覺，小腹如熱水袋一樣溫熱舒服為止。

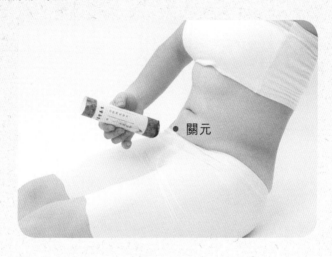

關元

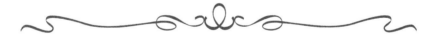

養生小貼士
宮寒食補法

1. 宮寒忌食生冷和一些虛寒性食物，如蘿蔔、綠茶等。

2. 多食黑色食物，如黑米、黑木耳。

3. 多食熱性食物，如紅棗、生薑、桂圓。

灸痞根穴調理

子宮肌瘤

我們先來認識一下子宮，女性子宮的大小，猶如自己的拳頭那樣大，女性懷孕了，子宮隨着胎兒的逐月長大，子宮就像氣球一樣被吹大。子宮有這樣的彈性，就是因為子宮壁上有一層肌肉；這層肌肉叫平滑肌，凡是生育過的成年女性，多數都有平滑肌瘤，也就是子宮肌瘤，子宮肌瘤在女性中很常見。

得了子宮肌瘤的女性，會有這些症狀：

1. 子宮逐漸長大，比較堅硬，觸摸下腹部有腫塊，一般無觸痛。

2. 有時有腹痛，月經量多，經期長，有時有帶下。

3. 腰酸痛，有時乏力，頭暈，心慌，五心煩熱。

中醫認為，子宮肌瘤多是由情志失調，憂思過度，引起肝脾不和，導致沖任失調，氣血瘀滯或痰濕凝滯，久而成積。

《醫宗金鑒》中，「灸痞根穴歌」云，「十二椎下痞根穴，

女中醫教你艾灸養顏

各開三寸零五分，二穴左右灸七壯，難消痞塊可除根」。

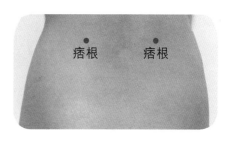

痞根穴位於第一腰椎脊突旁開 3.5 寸，善治痞塊之症，可以溫通氣血，軟堅散結，治療子宮肌瘤時，每取此穴灸之。

他人幫助施灸調理：

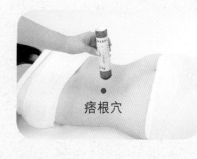

1. 俯臥位，艾條溫和灸，每次40分鐘。

2. 砭石點按痞根穴，每穴點按3~5分鐘。

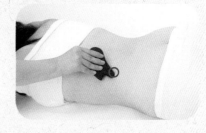

___注意事項___

子宮肌瘤是女性氣滯導致痰濕、血瘀；宜活血化瘀。中醫講：正氣內存，邪不可干；採用艾灸療法，就是補充身體正氣，消瘀、化痰、理氣；需要久灸、重灸。

崩漏

艾灸隱白穴

讓我們先來看看什麼是崩漏？

　　功能性子宮出血（簡稱宮血），中醫稱之為崩漏。指女性在非行經期陰道大量出血，或持續淋漓不止者，稱「崩漏」。「崩為急症，漏為緩症」，如來勢急，出血量多，稱為「崩」；如來勢緩，出血量少，而持續時間長，稱為「漏」。

　　一位朋友打來電話說是這次例假來了8天了都沒乾淨，而且越來越厲害，一個上午就換了五次衛生棉！去醫院打了一針也沒管用，現在頭暈，渾身乏力。出了這麼多血當然會頭暈，渾身沒力了。

中醫認為，崩漏是氣血失調，脾不統血，或思慮過度，傷及脾胃，導致脾氣虛弱，不能固攝經血。

脾的功能是統攝血液在經脈中運行、防止血液溢出經脈之外。脾一旦出問題了，失去統攝的能力，就會出現崩漏、血便等症狀。

艾灸隱白，隱白穴是脾經的井穴，井是水的源頭，就像源頭一樣，要一點一點地匯聚，所以井穴都位於手指、腳趾的末端，是經氣所出的地方。

具體操作方法：

先將準備好的艾條的一頭點燃，然後懸於一側隱白穴上3~5厘米處，灸熏隱白穴半個小時，直至隱白穴周圍皮膚轉紅有熱感為止，然後按揉三陰交和太溪穴。按揉三陰交穴位時，會很痛。先灸一側穴位，然後再灸另一側穴位，每天灸3~4次，待出血停止後可再繼續灸1~2天，使療效更為鞏固。

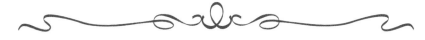

養生小知識
崩漏的經絡和穴位調理

1. 先打通膀胱經疏通水道，刮痧拔罐均可。

2. 在三焦經刮痧拔罐；在兩側肩頸上拔罐驅寒。

3. 在肝經期門、章門拔罐，疏肝健脾，調節五臟氣血。

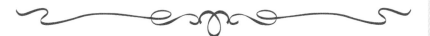

保養卵巢

用溫和灸

在女性的整個一生當中，從月經初潮、乳房發育，到天癸竭，都和女性的卵巢有着最直接的關係。

卵巢是女性的內生殖器官，首先是產生卵子，負擔着生兒育女的功能；其二是女性體內雌性激素和孕激素分泌的功能。

卵巢最容易出現的問題就叫卵巢囊腫，卵巢每個月都要排一個卵子，這個卵子要從卵巢裏鑽出來，如果鑽不出來就形成一個囊腫了。囊腫一點一點增大，卵巢就大了，於是女性小腹部就膨脹起來，腹痛、月經紊亂，有的女性面部還出現了黑斑。

女中醫教你艾灸養顏

卵巢是生殖器官，腎主管生殖系統，若腎氣不足，就會出現卵巢早衰。我遇見的一位女性在31歲開始就月經紊亂，沒多久就閉經了，閉經後出現了皮膚粗糙、下垂、身材走形等迅速衰老狀態。

　　因此，保養卵巢，就好比保養花兒的根部一樣重要。延長卵巢的花樣年華，挽留它的活力，做美麗女人。

　　艾灸治病保健法是傳統中醫的精華之一，它具有許多其他療法所不具有的優點。艾灸保養卵巢有獨到之處。

具體操作方法：

1. 在背部的膀胱經採用刮痧或走罐。因為膀胱經是人體最大的排毒通道，所以把膀胱經打通可以大大地增強排毒功能。

2. 採用溫和灸，用點燃的純艾條對準腹部，順着你的肚臍往下熏，在熏的時候，當然要裸露這個部位，熱度以你能承受為限，如果溫度過高，你就離遠點，溫度低，你就離近點，總之以你感覺舒適為宜，距離皮膚3cm~5cm左右，以局部無灼痛感為度。此種灸法通過對穴位的刺激，透過皮膚表面直接向深部組織穿透，激發經氣活動，開通經絡，產生灸性感傳。施灸時間為20分鐘左右。

艾灸耳穴給全身做 保養

我們身體出現疲倦、嗜睡、失眠、便秘等一些症狀的時候，經常會說「內分泌紊亂」，西醫說的內分泌就相當於中醫的三焦經。

三焦經的循行主要是在上肢的外側，三焦經還稱為「耳脈」，因為三焦經的支脈是從耳後入耳中出走耳前，終止點是絲竹空，就是在眼部容易長魚尾紋的地方。

三焦經內屬三焦，三焦主通元氣，運行水液；所以三焦是通道。

三焦不通就會出現：氣機抑鬱、頭痛、便秘、心慌心痛、耳鳴耳聾、面部長斑、皺紋出現等症狀。

耳郭周圍不僅有經脈通過，耳朵還猶如一個倒置的胎兒，人體五臟六腑的全部信息在耳朵上都有相應的反應點，這些反應點都過經絡又與全身緊密相聯，因此刺激耳穴強身健體，並能調理相關疾病。

小小的耳朵，分佈了密密麻麻的耳穴，全身的器官組織耳部都有投影反射區，所以給耳朵做做艾灸，其實也就

是給全身做艾灸。艾灸耳朵能宣通耳竅、溫經散寒、清熱散結、運行氣血、濡養五臟。怎麼給耳朵艾灸呢？還是小有學問的。

自我艾灸耳穴

艾條點燃，用單孔艾灸儀對準耳朵，手扶或用鬆緊帶固定頭部就可以，每側艾灸10分鐘左右，兩耳交替進行。

懸灸法艾灸耳穴

側臥位，點燃艾條的一端，對着耳穴均勻和緩地艾灸，艾火就會在耳穴四周彌漫，耳朵的周圍佈散着足少陽膽經和手少陽三焦經，溫暖耳穴，補益肝腎，延緩衰老。

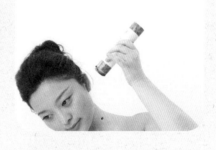

若能長期堅持艾灸耳朵，不僅能調理因內分泌失調引起的婦科疾病，還可預防治療調理全身性疾病。如：《黃帝內經》講，心主神明，故艾灸耳穴的心穴，會有效調整睡眠的功能。故「心」穴可以用於治療失眠、神經官能症、癔病等；又如治療脫髮，藏象學說認為「腎其華在髮」，故可取耳穴的「腎」穴療脫髮，又治療皮膚病等等。因此這種行之有效的艾灸耳朵的方法，更加讓我們方便、在家就可達到保健養生。

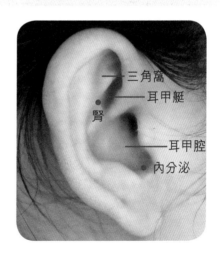

三角窩
耳甲艇
腎
耳甲腔
內分泌

養生小知識

耳穴按摩也保健

1. 全耳按摩法：以掌心搓熱雙耳，振奮臟腑、強身健體。

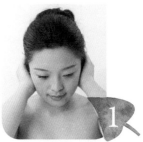

2. 摩耳輪按摩法：以拇、食指上下摩擦耳輪部10餘次，防治頸、肩、腰、腿痛、頭痛、頭暈等。

3. 提拉耳尖法：以拇、食指向上提拉耳頂端10餘次，有鎮靜、止痛、抗過敏、退熱、清腦、明目、降壓等功效。

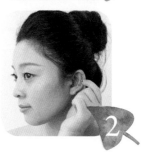

4. 揪拉耳垂法：拇、食指夾捏耳垂部向下再向外揪拉、摩擦耳垂10餘次，可防治頭暈、老花、近視、耳鳴、痤瘡、黃褐斑等症，是美容要法。

5. 全耳按摩法：以食指指腹自三角窩開始摩擦耳甲艇、耳甲腔各10餘次，使之發熱，可防治臟腑病症，對內臟有保健和治療作用。

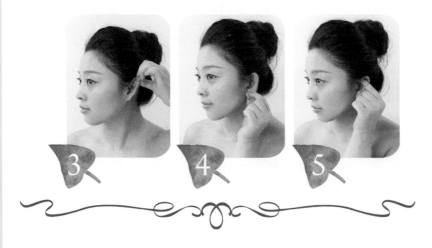

艾灸幫你順利度過

更年期

據《黃帝內經》上說「女子七七，任脈虛，太沖脈衰少，天癸絕，地道不通，故形壞而無子」。說的就是，女人在七七四十九歲，身體的陽氣開始衰弱，整個的生育系統開始衰老，基本上這個年紀是不能再生育孩子了。而這個四十九歲基本上也就是我們女性所熟知的更年期到來的年紀。

中醫認為，絕經是婦女一生中的一個生理轉折，是臟腑功能衰退、生殖機能喪失的開始。

如今，很多女性出現了更年期提前的現象，造成女性更年期提前的重要原因，是由於現代女性既要面對工作的重任，又有家庭負擔的雙重壓力，身心疲憊；再加上生活節奏的加快，使得很多女性出現莫名其妙的煩惱，這種莫名的煩惱帶來的就是便秘、失眠、月經不定期，所以女性

更年期症狀還要從身心兩個方面來調整。

中醫裏面沒有「更年期」這個病名，對於女性的無緣無故煩惱、心悸失眠等症狀，中醫稱為「臟躁」；《金貴要略》中說：「婦人臟躁，喜悲傷欲哭，象如神靈所作，數欠伸，甘麥紅棗湯主之」。

如何順利度過更年期，強力推薦的方法是就是艾灸溫暖全身。

用艾灸的「太陽之火」，作用在我們的身體上，通過我們的穴位進入我們的經脈，從而緩解經脈的緊張，清除經脈的瘀阻。當經脈疏通了，對應的臟腑也就得到了艾灸的滋養。當我們身體內的五臟六腑都協調健康了，人自然就健康，自然也就神采奕奕。這時又何來擔心不能順利的度過一個花樣的更年期。

更年期因偏於腎陰或偏於腎陽虛，或腎陰、陽兩虛而出現不同的症候，並累及心、肝、脾。所以中醫將更年期分為兩種類型，分類而治，以求達到更好更準確的療效。

（一）肝腎陰虛：

經行先期，量多色紅或淋漓不絕，面色潮紅，五心煩熱，煩躁易怒，焦慮緊張，心悸失眠，多夢，腰膝酸軟，口乾便結，舌紅苔薄。

艾灸穴位：太溪、太沖、心俞、肝俞、腎俞、三陰交。

（二）脾腎陽虛：

月經後移或閉阻，行則量多，色淡質稀，面色晦暗，畏冷肢冷，面肢浮腫，食少腹脹，腰酸尿頻，舌淡苔白。

艾灸穴位：腎俞、脾俞、關元、氣海、足三里、三陰交、陰陵泉。

操作方法：

1. 將艾條點燃，先艾灸雙腳，我們的雙腳上聚集了肝經、脾經、腎經，使陽氣內生。

2. 艾條靠近穴位用溫和灸，以感覺溫熱舒適不燙為准，艾灸30~40分鐘。

每日一次，10次為一個療程。

養生小知識
滋陰養血茶

原料：枸杞10克、茉莉花茶3克、冰糖10克。

用法：用250毫升開水沖泡後飲用，沖飲至味淡。

功能：滋腎潤肺，補肝明目。

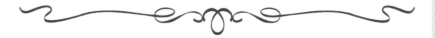

艾灸療法調理

坐月
產婦

女性經過十月懷胎，歷經分娩的種種痛苦，進入了產後，要坐月子。坐月子是中國傳統社會傳承已久的生活習俗。女性十月懷胎要以血養胎，分娩時不論是順產還是剖宮產都要傷精耗血，耗盡氣力，產後還要哺乳養育兒女，所有這些，使得產婦氣血皆虛。因此產後坐月子要補氣養血，促進傷口癒合，提高身體抵抗力。

中國傳統產後調理——坐月子，除了強調進補強身的方法之外，還提出各類生活禁忌與行為規範，例如，不能進食生冷瓜果、不能洗頭洗澡、不能碰冷水、不能哭泣等等，這些說法都是來自幾千年的生活經驗和傳統中醫學理論；我們經常聽到有些女性對後來人的感歎：我的病都是坐月子時落下的病根。例如，產後頭痛、腰痛、後腳跟痛、關節酸痛等就是我們通常說的產後風。也就說產婦在坐月子期間沒有遵守各類生活禁忌和行為規範而產生了各種病痛。

艾灸是一種調理身體的外治方法，艾灸作用在經脈和相應的穴位上，艾草的火力通過皮膚透過經脈穴位就能達到溫通經絡、活血化瘀、散寒除濕、補益氣血的作用。

女中醫教你艾灸養顏

1. 惡露

由於產後虛損，身體虛寒，各方面功能處於逐漸恢復期，因此女性產後由陰道排出的瘀血、黏液，稱為惡露。一般情況下，產後三周惡露就會消失，如果超過三周仍然淋漓不絕，就是惡露不盡，這種情況多與身體「虛損」和「血瘀」有關。

艾灸療法：

點燃艾條的一端，手持艾條，在腰骶部的大腸俞、次髎穴施行輕柔和緩的迴旋灸；大腸俞、次髎穴都是足太陽膀胱經經穴，膀胱經是人體最大的排毒通道。

艾灸大腸俞，灸火的熱力可以透過小腸俞向臀部和下肢放散。艾灸次髎穴時，有溫熱的感覺透過腹部。艾灸療法不僅能散瘀血，最重要的功能是補充身體正氣，儘快化瘀，排盡惡露。

2. 產後風

孕婦在分娩時，因失血造成陰血虧虛，再加上產後體虛，遇風、遇寒很容易遭致風寒的侵襲，導致氣血運行不暢，瘀滯不通出現各種病痛，產後因為身體氣血皆虛，調理產後身體病痛重在祛風散寒，調理方法首選艾灸療法。

艾灸療法：

艾灸足太陽膀胱經及相應的風門穴、腎俞穴，艾灸風門，驅散風邪；艾灸腎俞穴，會感覺艾灸的火力像霧一樣彌漫在臀部周圍，並一直放散到腳趾上。風寒之邪就會通過艾灸的火力慢慢消失了。

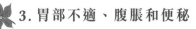3. 胃部不適、腹脹和便秘

產婦由於分娩時傷精耗血，產後體質虛弱，此時的飲食營養豐富，由於產後女性臥床居多，缺乏活動，極易出現腹脹、便秘、胃部不適等症狀。

艾灸療法：

點燃艾條在腰背部脾俞、大腸俞先施行迴旋灸溫熱局部，再施以循經灸激發經氣，使艾火透熱、擴散，通暢經絡。配合腹部的天樞、大橫穴刺激胃腸蠕動，艾灸足三里、上巨虛補益胃經氣血，連續做艾灸三到五次，症狀緩解，大便通暢。

4. 外感

產後的體質大多屬於氣虛、血虛，中醫理論認為：「風為百病之首」；產婦因產後體質虛弱，再加上人體正氣不足，特別容易受到外邪的侵襲，出現怕冷、噴嚏、流鼻涕、發熱等風寒表證。現代社會繁忙的職業女性，要有預防保健的觀念，要善待自己，保護自己，更要通過坐月子這個好機會，好好休息，調整自己的體質。

艾灸療法：

用點燃的艾條在背部督脈和膀胱經的肺俞、大椎、風門、風池、至陽穴區域先施行循經灸，激發經絡。當循經灸來回5遍時，下肢會感覺有絲絲熱流湧向腳底，每個人的體質不一樣，傳導的部位也不一樣，如果只是穴位局部有熱感，就連續做艾灸5天，直至艾火熱流湧向腳底。

艾灸療法能溫陽、祛風、散寒、行氣活血，提高產婦身體的抵抗能力。

附錄

常用經絡圖

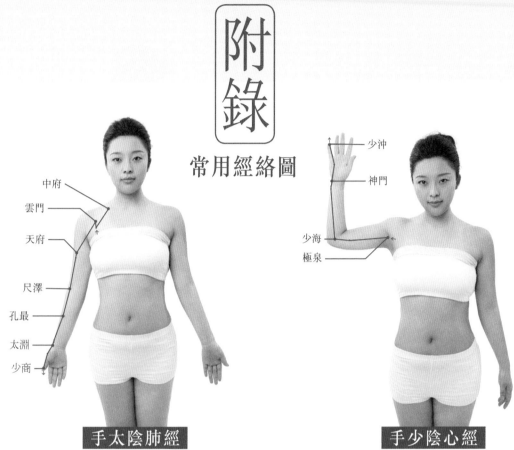

中府
雲門
天府
尺澤
孔最
太淵
少商

手太陰肺經

少沖
神門
少海
極泉

手少陰心經

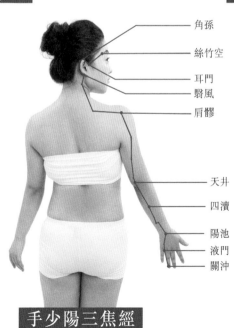

角孫
絲竹空
耳門
翳風
肩髎

天井
四瀆
陽池
液門
關沖

手少陽三焦經

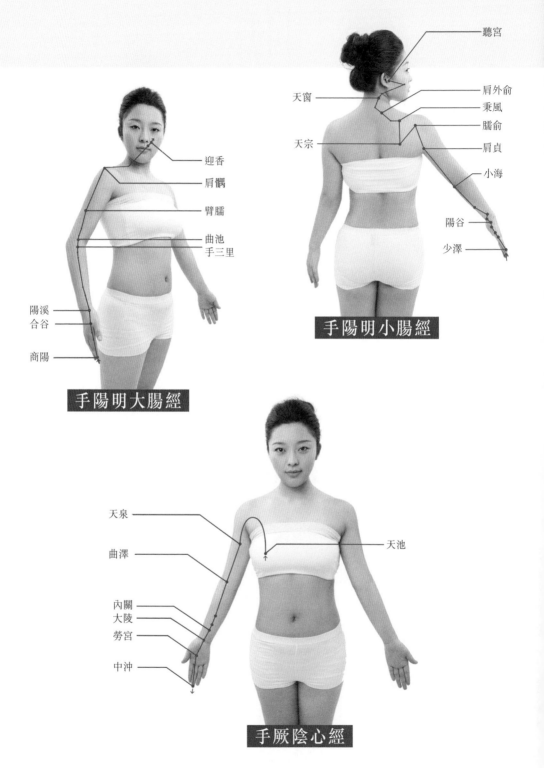

迎香
肩髃
臂臑
曲池
手三里

陽溪
合谷
商陽

手陽明大腸經

聽宮

天窗
天宗

肩外俞
秉風
臑俞
肩貞
小海
陽谷
少澤

手陽明小腸經

天泉
曲澤
天池

內關
大陵
勞宮
中沖

手厥陰心經

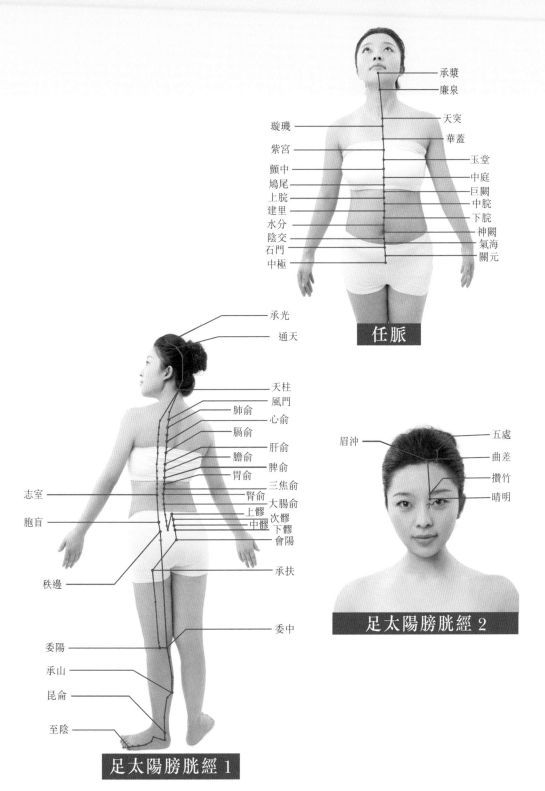

承漿
廉泉
天突
華蓋
玉堂
中庭
巨闕
中脘
下脘
神闕
氣海
關元

璇璣
紫宮
顫中
鳩尾
上脘
建里
水分
陰交
石門
中極

任脈

承光
通天

天柱
風門
肺俞
心俞
膈俞
肝俞
膽俞
脾俞
胃俞
三焦俞
腎俞
大腸俞
上髎
次髎
中髎
下髎
會陽

志室
胞肓

秩邊

承扶

委中

委陽
承山
昆侖
至陰

足太陽膀胱經 1

眉沖
五處
曲差
攢竹
睛明

足太陽膀胱經 2

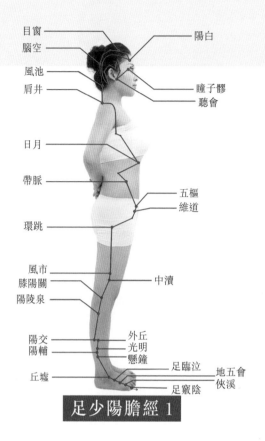

目窗　腦空　風池　肩井　日月　帶脈　環跳　風市　膝陽關　陽陵泉　陽交　陽輔　丘墟

陽白　瞳子髎　聽會　五樞　維道　中瀆　外丘　光明　懸鐘　足臨泣　地五會　俠溪　足竅陰

足少陽膽經 1

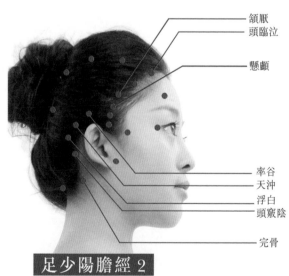

頷厭　頭臨泣　懸顱　率谷　天沖　浮白　頭竅陰　完骨

足少陽膽經 2

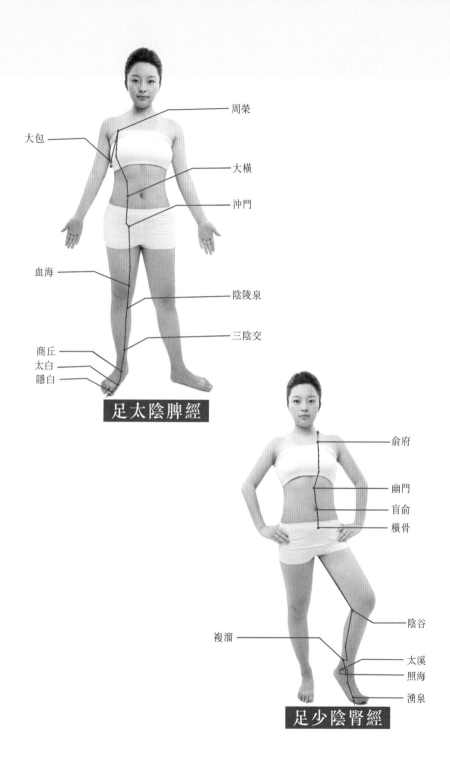

周榮

大包

大橫

沖門

血海

陰陵泉

三陰交

商丘
太白
隱白

足太陰脾經

俞府

幽門

肓俞

橫骨

陰谷

複溜

太溪
照海
湧泉

足少陰腎經

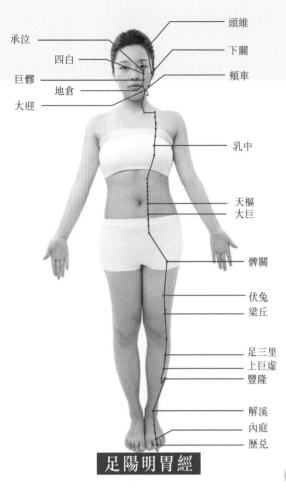

承泣
四白
巨髎
地倉
大迎

頭維
下關
頰車

乳中

天樞
大巨

髀關

伏兔
梁丘

足三里
上巨虛
豐隆

解溪
內庭
歷兌

足陽明胃經

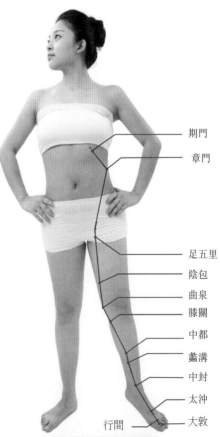

期門
章門

足五里
陰包
曲泉
膝關
中都
蠡溝
中封
太沖
大敦

行間

足厥陰肝經

222 女中醫教你艾灸養顏

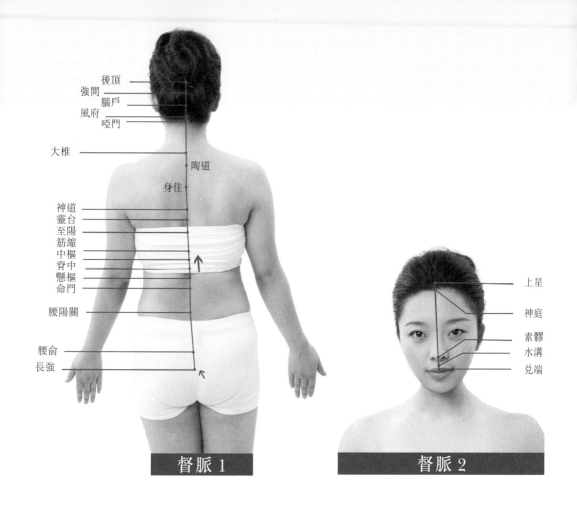

後頂
強間
腦戶
風府
瘂門
大椎
陶道
身住
神道
靈台
至陽
筋縮
中樞
脊中
懸樞
命門
腰陽關
腰俞
長強

督脈 1

上星
神庭
素髎
水溝
兌端

督脈 2

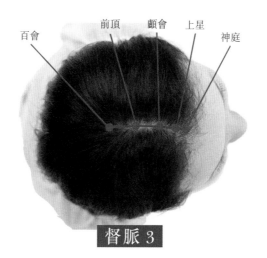

百會
前頂
顖會
上星
神庭

督脈 3

女中醫教你艾灸養顏

作者
呂新會

編輯
喬健

美術設計
Mandi Leung

排版
辛紅梅

出版者
萬里機構・得利書局
香港鰂魚涌英皇道1065號東達中心1305室
電話：2564 7511
傳真：2565 5539
網址：http://www.wanlibk.com
　　　http://www.facebook.com/wanlibk

發行者
香港聯合書刊物流有限公司
香港新界大埔汀麗路36號
中華商務印刷大廈3字樓
電話：2150 2100
傳真：2407 3062
電郵：info@suplogistics.com.hk

承印者
中華商務彩色印刷有限公司
香港新界大埔汀麗路36號

出版日期
二零一六年六月第一次印刷

萬里機構　　萬里 Facebook

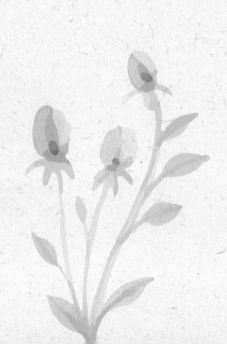